医道存真

中医传承笔记

叁

吴南京 ○ 著

U0188808

中国科学技术出版社
·北 京·

图书在版编目（CIP）数据

医道存真之叁 / 吴南京著 . — 北京：中国科学技术出版社，2017.5（2019.5 重印）

ISBN 978-7-5046-7460-9

Ⅰ . ①医… Ⅱ . ①吴… Ⅲ . ①中医临床—经验—中国—现代 Ⅳ . ① R249.7

中国版本图书馆 CIP 数据核字（2017）第 074368 号

策划编辑	焦健姿　王久红
责任编辑	黄维佳
装帧设计	长天印艺
责任校对	龚利霞
责任印制	李晓霖

出　　版	中国科学技术出版社
发　　行	中国科学技术出版社有限公司发行部
地　　址	北京市海淀区中关村南大街 16 号
邮　　编	100081
发行电话	010-62173865
传　　真	010-62179148
网　　址	http://www.cspbooks.com.cn

开　　本	710mm×1000mm　1/16
字　　数	217 千字
印　　张	13.5
版　　次	2017 年 5 月第 1 版
印　　次	2019 年 5 月第 2 次印刷
印　　刷	北京威远印刷有限公司
书　　号	ISBN 978-7-5046-7460-9 / R·2025
定　　价	29.50 元

内容提要

  本书分为名师传承、病案分析两篇。上篇梳理了著者对《黄帝内经》《金匮要略》《伤寒论》《伤寒杂病论》《本草纲目》等经典医学名著的学习体会，以及对刘完素、朱丹溪、钱乙、张元素、李杲、王好古、薛己、张介宾、黄元御、叶天士、王清任、唐宗海等医家学术思想的借鉴心悟；下篇载录了20类病症的病案，皆从辨证角度，揣度患者的疾病过程、脏腑虚实，确定治疗原则，分析选药思路。著者对病案介绍并未严格遵循教科书的形式，看似随意，实则顺应诊疗思路，一气呵成，其目的是为了完整再现当时遣方用药的思维过程和临证体会，便于读者阅读理解。因篇幅所限，书中所述皆为提纲挈领，语言风格言简意赅，适合广大临床中医师及中医爱好者参考阅读。

中医的传承在于守道
（代 序）

　　道，就是规律。《黄帝内经》重"道"，讲"阴阳之道""天地之道""升降之道""医之道""养生之道""养长之道"，这是受《老子》万物源于"道"思想的影响。此外，老子、庄子的"清静无为""道法自然""聚气养气""求生之厚，长生久视"等思想和方法，更是直接影响了《黄帝内经》的养生、预防、医疗等体系的形成。

　　坚守一个医者的本分，不为钱财而迷了眼，也是行医之道。有些医者，大言包治百病，或对某些疑难重证，亦说几剂药痊愈，而对中医学的理法方药全然不提半字。社会上看到很多广告，都是治疗癌症、哮病、癫痫、忧郁症之类的所谓秘方。还有些医家，藏身于宗教场所，利用宗教或魔术手段把中医神秘化、玄乎化，把原来可以说得明明白白的中医，弄得大家一头雾水，使国民对中医产生误解，制约中医的发展。

　　对于临证治学，孙思邈在《大医精诚》里写到"博及医源"，博，自然是指知识渊博之意。中医是天、地、人三才合参的医学体系，要学习的内容不仅仅是某方某药的机械对应。历代名医，没有哪个不是苦学出来的。没有渊博的知识，治病常常起手就错。师父曾给我题字"抗志以希古人，虚心而师百氏"，后来一次闲聊中，师父又说"南京，我送你一句话，那就是终身砥砺"，这是教导我治学上要取百家之长，坚持不懈的刻苦努力。这是中医治学的规律。

　　如果偏离则医道不真，所传的或许是些皮毛，甚至是糟粕。所以，中医的传承，定要坚守医道。

吴南京

丁酉年春于北京

前　言

本套丛书，是笔者跟师三年学习的作业和心得体会进行梳理而成的，亦是笔者对中医学的再一次总结。

常言说"大医传道"，我师父陶广正教授这三年中，不仅对于何药治何病、何方配何症、疑难杂症的抓手等对我进行了系统的点拨，而且更从中医学以外的知识，从中医渊源、国学修为、医德医风等多角度、多层次对我进行启发，促使我对中医、对生命的感悟得到提高，从而让我对疾病、对中医学的领悟，由拜师前从疾病看健康，升华到了现在从生命看疾病的高度，这全得益于师父这三年的培育。

书中所载病案，皆来源于笔者在横店义诊的病例，均从辨证角度，揣度患者的疾病过程，脏腑虚实与治疗原则、用药思路，并做了详细分析。笔者在编写本书的过程中，对病案的书写并没有严格按照教科书上的格式，看似随意，实则顺应诊疗思路，一气呵成。其目的是为了完整再现当时遣方用药的思维过程和临证体会，便于读者阅读理解。由于篇幅所限，故本套书皆层次结构提纲挈领；语言风格言简意赅，点到为止。

本套《医道存真》丛书对病案进行了初步分类。如将痛风、类风湿关节炎等以肢体、关节痛为主的疾病，归于痹病。对于肿瘤的治疗方面，重点安排在《医道存真》的前两册里，《医道存真·壹》专门整理师父陶广正教授的心得，因为师父给我的病案中有大量肿瘤方面的内容，笔者近年也治疗过不少肿瘤病例，所以会对肿瘤方面进行较详细的论述。《医道存真·贰》主要收录妇儿疾病。《医道存真·叁》偏重于肺系病、心系病、肝系病、脾系病、津液病；《医道存真·肆》偏重于肾病、妇儿和男科疾病、痹病、伤病、皮肤病、五官疾病、肿瘤、杂病。

当前因为网络的发展，很多患者为了方便，都在网络上关注中医的动向，医者也借用网络平台进行自我宣传，于是一时间弄得到处是名医，可谓是鱼目混珠。所以，笔者在书中针对一些治疗误区，给出了自己临床治病心得，提出了个人见解，比如调和三焦潜阳、固肾运脾治痞、升降气机治疗痰湿等内容。书中反复强调：一是因为当前很多医家套方套药机械治疗，使很多疾病失治误治；二是这些治法是笔者长期从事临床总结的体会，实有效果，以供参考。

本书不代表师父的学术思想，而是笔者对跟师三年行医心得的一次梳理，读者可以将本书中的病案与笔者前一个中医系列《医道求真》进行比较。《医道求真》系列对妇科方面的论述较多，因此本系列对妇科方面的论述相对偏少。可以说，本系列是针对《医道求真》的补充和完善。

2015年冬天，笔者到北京，把书稿交给师父审定，我对师父说："当前中医的传承已到了非常时期，中国人多，但能治病的中医师少。我跟师三年，技术有所提升，对一些疾病的认识也提高了很多，觉得这些内容可以通过书籍出版，以方便更多的同行和患者。虽说不是什么至理名言，但全是我真实的临床心得记录，如能对社会有些许帮助，也是我辈的心愿。"师父认可，并提笔写了书名。

吴南京
丁酉年春于北京

医道存真 叁

中医传承笔记

上篇　名师传承

下篇　病案分析

上篇　名师传承

 笔记1：《黄帝内经》是中医之根

《汉书》提到医经七家，《黄帝内经》《黄帝外经》《扁鹊内经》《扁鹊外经》《白氏内经》《白氏外经》《白氏旁经》，但除了《黄帝内经》外，其他六家都已不存在。《黄帝内经》包括了藏象、病机、养生、辨证、治则等内容，几乎涵盖了整个中医学的学术体系，中医要学好，必须以《内经》为根。

掌握《内经》，是走向临床大家的必然之路，被称为医之圣经的另一部书——《伤寒杂病论》，就是以《内经》为理论基础，结合药学总结而成，奠定了中医学的辨证论治基础。后世医家的佼佼者，如朱震亨（字丹溪）、李杲（字东垣）、刘完素（字守真）、叶桂（字天士）等，都是精深掌握了《内经》的知识；杨上善、张介宾等，更是把《内经》进行了全面注解。

吴南京分析：

学中医，如果离开了《内经》就如同失去了根本，无异于水面的浮萍，一吹就散。

中医学成为一门独立的学科，必定要有理论体系作为指导思想。《内经》是现存唯一的一部指导整个中医学理论体系的书籍，后世中医学的所有发展都是在此基础上进行的完善和补充的。

《汉书》虽提到有医经七家，但从《内经》的内容上来看，几乎包括了整个中医学的理论体系。那么，现在看到的《内经》可能是前人把其他六家的内容整合而来的。我师父陶广正教授，从多方考证，找到了《阴阳大论》就是《内经》中关于运气学说的九篇大论。

任何一种学问都先要在基础理论上下功夫，如果基础理论体系掌握得不扎实，继承和发扬是不可能的。现在很多人急于找到捷径一步登天，是不现实的。基础理论体系是每一门学问的规律性问题，学习之要在于先找规律，如果连最基本的规律都没有把握，掌握学问只能是空想。

每一行业的大家，都是在该行业的基础理论体系上反复的下功夫，把基础理论体系高度掌握，由量变转变成为质变，才是学习之道。《内经》是中医学的基础规律，只有掌握了《内经》才能掌握了中医基础规律。所以学者一定要在《内经》上下功夫，反复的研习。但研习不是死记硬背，而是寻找规律，找不到规律，把整本书背下来也无用。

笔记2：《黄帝内经》的学习方法

历代名医注解《内经》的著作很多，早期有杨上善，后来有王冰、张介宾（字景岳）、李中梓等。杨上善把《内经》的内容分成十九类，张介宾分为十二类。因为内容太多，初学者对大量的内容难以掌握，可先以李中梓的《内经知要》作为入门读物，把《内经》的大体轮廓摸清，再去深入研究。

《内经知要》是选择《内经》中的部分内容进行分类，概括性很强。李中梓是一位临床医生，所以他从治病需要的角度来选择内容，精度较高，基本反映了中医理论体系的概貌。比如黄玉璐（字元御）的《悬解》，以原文的篇为单位分类，对学习内经的现实意义不大，若开始以《悬解》为学习对象，会让读者一头雾水。

吴南京分析：

学中医的目的是为了治病救人，学习《内经》也一样。所以初学时，可选择概括性强，但又和临床实际相结合的注解之书来进行学习，这样可以让学习者能在最短的时间内掌握《内经》的一些核心知识，以及中医学的基本原理。

有很多学者看到大学教材《中医基础理论》的内容大多是从《内经》中总结出来的，于是会理解为《中医基础理论》就是《内经》的全部内容。其实《中医基础理论》是以《内经》为基础，参合后世的完善和补充汇编而成，并不等于是《内经》。上面讲到用李中梓的《内经知要》为入门读物，当然也可以以《中医基础理论》的内容为线索来引读《内经》。但一定要先把一些最核心的基础知识牢牢掌握，再去读《内经》才能读懂。如果学习者一开始就阅读原文，又没有系统地学习过中医学知识，实在难以一下子理解大量的内容。

现在有很多人用《内经》中的某一句话大做文章，这种断章取义的做法必不可取，犹如盲人摸象，定会局限了学者的眼界。

中医学的有关核心体系掌握后，再去读张介宾的《类经》等书籍，又会让人对《内经》有一个更高层次的认识，觉得眼界大开。但这仅是从理论角度而言，一定要结合临床实际来进行学习。如果学习中医学理论离开了临床，则理论学习无处安放。

若要学习将《内经》的理论知识结合临床实践，要多看古人的名著。比如《脾胃论》《张氏医通》等书都很好，每论一疾病，都先从《内经》上来讲，再讲《难经》等著作，继而论述历代名医对该疾病的发挥等内容。这些书籍都很经典，都是从多角度去理解《内经》的临床应用。

 笔记3：《难经》的成就

难，就是质难之意，提出问题，针对该问题进行讨论、分析。《难经》的八十一难虽讲到了脉学、诊断、营卫、三焦、五脏六腑、病机等内容，但是最为全面的还是脉学。可以说《难经》是针对《内经》中有关脉学方面发挥的一本好书，其他内容也是对《内经》的补充，要学好《内经》有必要结合《难经》来学习。

《内经》中的脉学是讲"三部九候"，但《难经》创"独取寸口"的诊法，并把寸口分寸、关、尺三部，候上、中、下三焦及五脏气血阴阳，特别是关部的内容《内经》中没有提到。

《难经》中还讲到了诊脉要结合呼吸，一呼一吸与五脏有关，呼出是诊心肺，吸入是诊肝肾，现在中医学中的"肺主气""肾主纳气"就源于此。

吴南京分析：

《伤寒杂病论》的原序中明确地提到《难经》，《难经》的内容有很多是《内经》中没有的。比如针灸方面，《内经》虽对背俞穴和五输穴的名称、位置、主治有论述，但未阐述其治病机制。《难经》则阐明俞募穴是人体气血运行之枢纽要冲的治病机制，以及明确提出五输穴的主治作用及四季应用。另外，对于八会穴的概念，《内经》是没有提到的。

有人说《难经》是《内经》的完善补充，有的则说不是。从中可以看出，《难经》中有很多内容的确是对《内经》的完善、补充和发挥，但还有很多内容是《内经》中没有出现的。所以说《难经》的内容，并不完全源于《内经》，而是采用《内经》之外诸多医经进行质难书写完成。

《汉书》中提到除《内经》以外还有诸多医经，是不是《难经》把其他医经的一些内容也收集到一起进行论述呢？有这个可能。《内经》和《难经》虽然没有必然的医学传承关系，但不论怎么说，两者的成书同为医学知识体系形成标志，共同为中医理论体系的构建奠定了坚实的基础。

所以，切不可认为《难经》仅是对《内经》的质难，要把两者的有关内容进行比较分析，才能完善中医学的基础体系。

学习《难经》，一定要提升到和《内经》平等的水平来对待。仅持《内经》一家，有时还是有所偏颇。但《内经》的内容比《难经》要完善得多，整个基础面是气势磅礴的，而《难经》则是对一些具体问题的探讨更深入（特别是《内经》中没有提到的内容）更精深，这是两书的不同之处。

 # 笔记4：《中藏经》

《中藏经》相传为华佗所著，但不论属实与否，此书有很高的学术价值，并且有很大的实际意义。

此书论述了四时阴阳变化，提出了阴阳、寒热、虚实、上下的辨别和治疗方法，脏腑辨证论治等内容，但最主要的是针对脏腑辨证理论进行系统化的充实，实为了不起的成就，后世张元素的脏腑辨治根于此。

《中藏经》是把《内经》中有关脏腑辨证的知识，通过临床实践整理成为系统的脏腑辨证论治体系。《内经》的脏腑辨证论治不成系统，是《中藏经》完成了这一理论系统。另外，《中藏经》还有许多现在仍应用于临床的有效处方，如活血止痛的"失笑散"，治疗血管病的"安息香丸"等，可见著《中藏经》之人的确是大家。

吴南京分析：

《中藏经》秉承了《内经》天人相应、顺应自然，以阴阳为总纲的思想，确立了脏腑辨证论治体系，开创了"虚实寒热生死逆顺"的八纲辨证，总结了各种疑难杂病论治大法，可以看出是承《内经》一脉之学。但从书中《阴阳大要调神论篇》"金匮曰：秋首养阳，春首养阴，阳勿外闭，阴勿外侵"一语，又和《内经》不同。《内经》提倡的是春夏养阳而秋冬养阴，但这"秋首养阳，春首养阴"从实际的临床应用角度来看，又有很大的实际意义。

秋天气温下降，人易受外寒，此时养阳避寒可以防外感；春天阳气升发，必会耗阴，所以春天要养阴以助阳之升发。记得某次和一个同行探讨秋养阳、春养阴的问题，同行觉得和《内经》之旨不符合，觉得不可理解，我反问"春天油菜花开见疯子多，这怎么理解呢？" 其实春天油菜花开疯子多，不外是因为阳气升发消耗阴，阴虚不制阳，虚阳上亢扰乱心神，治疗上重在养下元之阴为根本。

这些看似不同的两个论点，其实原理是相通的，只是从两个方面去论述四时阴阳变动对人体的影响而已。不要过分地牵强于《内经》的理论，换个角度去看，其实是相同的。比如理解朱震亨的相火和张介宾的真阴一样，是同一问题的两个角度，一正一反的理解恰好把同一问题更全面的表达。

读书，不能拘泥于某一种学说，眼界要开阔些。

笔记5：经　方

经方，指的是经验方，在汉代就已存在。经验方是人们在与疾病斗争的实践中总结的经验，《汉书》记载的经方十一家就是指经验方而言。但现在所讲的经方，指的是《伤寒杂病论》中记载的药方，其实《伤寒杂病论》所记载的也是经验方而已。

记载经验方的古书颇多，如《小品方》《外台秘要》《千金备急要方》《医心方》等。笔者以前在山村生活，也有不少农民有治疗某病的偏方，这也是经方，不见得非要《伤寒论》记载的才叫经方。但经方一定要以中医的天人合一和辨证论治理论进行求证，把经方归纳到中医理论体系才能更好地服务于百姓。

吴南京分析：

经方，现在社会狭隘的只认为是出自《伤寒杂病论》的药方，某个名医能熟用《伤寒杂病论》里的药方，就被称为"经方大师"，这是一个很可笑的话题。这不外是对张机的迷信。

《伤寒杂病论》的确奠定了中医的辨证论治学说，但也不过是一部辨证论治的半成品而已，并不是全部。过度迷信某部书，并不一定是好事。从书中的一些药方名称分析，一眼就可以看出是收录别人的一些经验方在用而已。比如

"青龙汤""白虎汤""真武汤"等药方，方名用的是专业的道教术语，可见这些药方是源于道教的，但传说中张机的身份并不是道士，想必是收集了道教的经验药方。还有如"崔氏肾气丸"更是明确地说明是源于姓崔之人，这也属于经验方。所以《伤寒论》所记载的药方，其实就是一些当时的经验方而已。不外是把这些经验方归纳到了中医的辨证论治中来，让学者用方有规律可循，便于学习。

笔者认为，千万不要过分地迷信于经方，以中医的辨证论治理论来对待经验方，那么一切经验方都可以像《伤寒杂病论》所记载的药方那样有效。

辨证论治才是中医的核心思想，药方只是一个思路而已。

学古别泥古，套方治病不见得就是"经方大师"。

笔记6：如何用好经方

经方是前人留下的经验方，能否掌握好并应用于临床治病救人，要看用方人的水平。因为方是死的，病是多变的，经方这么多，究竟选择哪个更适合，哪个方有理，这有赖于医生的中医学基础水平。所以，要用好经方，一定要有扎实的中医理论，知识要渊博，不能不负责任地把患者拿来试验。

最好的药方用不对症也是废方，我临床治病从来自拟成方，虽然也会看方书，但总是以中医的核心理论为标准进行学习，而不是机械以某方对应某病。没有中医学的基础理论知识，就理解不了经方的组方意义，也就不能分辨应用。现在有一些人，持个偏方、秘方治病，常常效果不显，也是机械套用的结果。

吴南京分析：

方，从另一个角度去理解是方法之意，不是指某一个特定的药方。前人留下的经验之方，只是给我们提供了一个治病方法而已。比如见脉沉细弱、舌淡、肢冷等见症的阳虚证，《伤寒杂病论》中用"四逆汤""理中汤"一类的药方来治，可不能机械地理解成两个药方，而是从《内经》中"寒者热之"的指导思想上来进行选药组方。所以这是一个方法，而不是一个药方。

以法去统方，就能活用经方；以方去应病，就会到无方可用的地步，就会应了孙思邈所说的治病三年无方可用之语。因此，学古人的经验方，一定要以中医的理论体系为指导，从药方中寻求出治病之法，而不是单纯地记一些药方。

笔者初习中医之时，也把药方编成顺口溜去背，把教材《方剂学》上的药方全部背下来，可后来应用于临床治病，并没有效果。再去寻找无效的原因，又看方书，见有很多加减变化，而这些加减变化，就是中医的辨证论治之体现，后来细读《伤寒论》，见书中也反复地强调"随证治之"，原序中也明确地提到"平脉辨证"。看的书多了，才知道古人之经验方，仅为我们提供了一个学习思路而已，而不是叫我们去死记硬背的套方治病。

所以要用好经方，先决条件就是反复地在核心基础理论体系上做文章，把核心基础理论体系学好，以此为指导思想再看前人的经验方，就能一目了然，如果理论体系没掌握好，机械地应用别人的经验方于临床治病，常常难以达到理想的治疗效果。

另外，对于名医医案要细读，特别是一些活用经验方的名医，他们应用方中某一味药的变化使整个药方完全转变，一定要细研。比如钱乙，他把"崔氏肾气丸"中的附子和肉桂去掉，变化为现在市面上盛行的"六味地黄丸"，这就是活用经验方的典范，值得我们学习。

笔记7：大医孙思邈首创"以法类证"和"以方类证"的先河

孙思邈是一位医德、医术都让人敬仰的大医。他花了大量的心血，编著《备急千金要方》，书中收集了五千多个经验方，并把这些经验方归纳到各个系统之中，最后还谈及针灸和阿是穴，是一本很有价值的参考书。

《备急千金要方》记录了很多常用的有效方，如治疗肺病的温胆汤，治疗肺痈的苇茎汤，治疗痰饮的甘草汤等，现在临床还在用。但书中少述医理，记方众多不易于初学中医的人，要不局限于方，套方治疗反而会陷入无方可用的地步。

吴南京分析：

孙思邈，对于学中医的大学生来说，最让人难以忘记的是他的《大医精诚》。《大医精诚》是大学教材《医古文》的必读课，孙思邈也就成了千百年来医德的化身。但孙思邈所提倡的医德，真的要做到不容易，因为身份不同。孙思邈的真实身份是道士，没有家庭负担，并且有人捐助香火钱，也不用为金钱和生存去发愁，这点和有家庭责任的医生是不同的。但他能做到如此的苍生大医，我由衷的敬仰。

很多人认为《备急千金要方》仅仅是一本针对经验方的收集（笔者初学中医之时也是一样的态度，轻视之），其实还没有去认真发现一些精微之处。如果把书中有关针灸的内容进行提取分析，就会发现孙思邈对针灸的贡献很大。还有他对外感病的治疗和《伤寒论》的思路不同，他记录了很多用"辛温发散药+苦寒解毒药"组合的药方，后世刘完素的很多药方和他的诊疗思路相同，这在当时来说是一了不起的大成就。笔者治疗感受风寒，又因为空气污染造成的咽喉肿痛，常用"麻黄汤+金银花"的思路治疗，也是源于孙思邈，用于临床实有良效。

孙思邈后来还编著《千金翼方》，其中对《伤寒论》的研究，首创了"以法类证"和"以方类证"的先河；并根据王熙（字叔和）"风则伤卫，寒则伤营，营卫俱病，骨节疼烦"的揭示，提出了桂枝汤治风伤卫、麻黄汤治寒伤营、小青龙汤治疗营卫俱伤，他说"此之三方凡疗伤寒不出之也。其柴胡等诸方，皆是吐下发汗后不解之事，非正对之方"，这一学说形成了后世如喻昌（字嘉言）等研究伤寒的阐发，形成"三纲鼎立"学说。另外，孙思邈并不是单纯从文字学术方面去研究，还注重辨证和治法，难能可贵的是，他根据自己的长期临床治病心得，增补了妇女和幼儿伤寒的治疗方法，以补《伤寒杂病论》之不足。

笔记8：中医学的功臣王熙与《脉经》

《伤寒杂病论》得以流传，全靠王熙之力。王熙不仅整理了《伤寒论》，还编著脉学专著《脉经》，对中医学的承上启下做出了巨大的贡献。

王熙整理的《伤寒论》完整地流传下来，使后学者能学习到中医学的辨证论治思想。在此之前，要么只有一些验方，要么只有理论而无系统的辨治之法。

王熙是太医令，《伤寒论》是由王熙带领一众太医集体创作出来的著作。张机有无此人不得再考，但一个如此伟大的医家不可能官方历史不记载，和张机同时代的其他医家都有记载，独无张机之名，这不是偶然。《伤寒杂病论》应是王熙等众人的集体智慧结晶。

吴南京分析：

历史上有无真实的张机不是我们最关心的事，但《伤寒杂病论》的确为中医的"辨证论治"开了先河，虽说是半成品，但使后学者有规律可循，这是不得了的大事。

有很多人研究《伤寒杂病论》，整天在是不是张机这个圣人所写上做文章。我觉得只要有理，能应用于临床治病，能为患者解决病痛，作者是谁并不是最重要的。有人说《伤寒论》不是张机所写，应删除，这种对圣人的迷信和崇拜，实不利于中医学的发展。不管书是不是王熙所写，还是他带领一个团队的集体创作，再编一个叫张机的名字为作者也是可能的（比如《黄帝内经》《神农本草经》等书，也一样托黄帝、神农之名），但无论如何，总是因为王熙才使《伤寒杂病论》得以流传。如徐大椿（字灵胎）所言"不有叔和，焉有此书"。

王熙生于达官贵族家庭，有优越的生活及学习环境，使得他自幼受到良好的文化熏陶，有了文化就可以潜心研读历代名医著作而成名医，终成太医令。从王熙所著的《脉经》可以看出其水平。《伤寒杂病论》中虽有"平脉辨证"一语，但从条文中对于脉诊的内容的确太少，而《脉经》完全可以弥补其不足。有人说脉学很玄，但确有实际的临床意义，笔者组方择药虽是通过综合诊断所得，但至于方中每一味药的定量问题，以及针灸方面的补泄问题等，都是以脉象为依据。如果不诊脉，仅听患者口述的一些症状问题，是难以给处方定一个合适药量的。至于针刺治疗危重症，更是要先诊脉，以审患者元气虚实才能下针，如见脉弱无力再下针大泄元气，会坏事。

笔记9：药学是打开《伤寒论》的门

《伤寒论》奠定了中医辨证论治的基础，对中医学的发展起到了巨大的作用。但书中只有条文和处方，对于医理方药学的论述很少，所以学习《伤寒论》一定要精通中药学，根据《伤寒论》中所记载的症状和处方中的用药进行分析，才能真正明白条文中的内容。如果只背条文和药方，即使全本书背下，也不一定能治病。

中药学是打开《伤寒论》的钥匙，不明药理就无法理解症状中所指的病机和治疗方向，《伤寒论》原序中提到以《内经》和《药论》为基础，但条文中很少提到辨证论治，药理方面的内容更是很少，所以必须精通中药学原理，才能真正读懂《伤寒论》。

吴南京分析：

中医学讲理、法、方、药，但药学也是贯穿于整个中医体系。要知一病有一病的药方，每一药方有每一药方所用之药，每一药有每一药的效果，如果连最基本的中药都不理解，又怎么能拟方治病呢？所以，研究《伤寒杂病论》一定要精通中药学，理解书中每一方所用之药的作用和用量，结合条文中的症状进行验证，才能真正掌握条文所讲述的意义。如果仅是机械地背条文和药方，很难

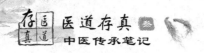
明白。

成无己的《注解伤寒论》，就是根据原序中所提到的《内经》和《药论》，以《内经》为医理、《药论》为药理分析《伤寒论》，让后学者能理解条文中的内容和临床意义。虽然有人提出"以方测证"和"以证测方"，但不了解中药，则无法了解药方的组方意义。将《伤寒杂病论》《黄帝内经》《神农本草经》等著述进行有机联系，把《伤寒杂病论》中的用药原理详细说明的，莫过于清代的邹谢。他撰《本经疏证》一书，依据《神农本草经》和《名医别录》里有关药论的知识，对《伤寒论病论》中的用药问题进行了反复的论述，很是详细。

比如"麻黄汤"药用麻黄、杏仁、炙甘草、桂枝四味药，从这四味药中可以看出，麻黄和杏仁是肺药，一宣肺，一肃肺；炙甘草是脾药，在于奠补中焦之化源；桂枝是心药，辛温能行血。再从《内经》的理论来看条文中的证候，见咳喘、身体疼痛、脉浮紧、发热等症状。因为受寒，毛孔闭塞，内热不能外散所以见发热；肺主皮毛，毛孔闭阻会造成肺气不利所以见咳喘，那么治疗就要考虑到肺气的通利问题，于是用麻黄和杏仁调肺气，肺气利则毛孔开泄，内郁之热才能外散。炙甘草和桂枝合用在于辛甘化阳以扶内阳，使内阳足能祛寒外出，另外脾为营之源，出汗散邪不仅伤阳，也伤阴，所以用甘草还有扶脾促化源之意。如此去理解自能明了用药之要义。但如江南多湿之地，外寒常有挟湿，治疗又得辅以化湿，否则湿和寒合邪难散，这时所用之药又要变化。

笔记10：如何学习《伤寒论》

有人提出学习《伤寒论》不能看注家的版本，应一开始就看王熙的原著，笔者认为不可，一个中医初学者，各方面的中医基础知识还很薄弱，很难看懂，应先看注家为好。但注《伤寒论》的有几百人，较精的有成无己，尚有尤怡（字在泾）、庞安时（字安常）、喻昌（字嘉言）等十余家可学，待有较高水平后再看原著，方有心得。

《伤寒论》的注家本首选成无己的《注解伤寒论》，因为成无己是以《内经》《难经》等《伤寒论》原序中提到的经典为依据来注解，并且是全注，不像后世医家只选择一部分内容注解。并且成无己对《伤寒论》的方药，都是运用四气五味理论来解释，这样能把理、法、方、药全面学习。

吴南京分析：

因为对圣人的迷信，很多学中医的人觉得《伤寒例》不是张机所写，进行删除不注，这样很不好，要知只要对临床治病有用的内容都应去学习。而成无己的注本，就是把这一部分内容都全面的注解，实是一大特色。

看多家的注解，有时会使人混乱，特别是为一些内容进行不切实际的争辩，这是打口水战。所以看注家的注解，一切以临床实际应用为依据。同一问题，江南的注家和江北的注家所针对的问题会不一样，因为江南多湿，江北多寒，注家从自身的临床实际出发去注解，有时会造成一定的理解误差，这一点一定要注意。所以选择注家时，一定要了解注家的生活环境，这才不会迷茫。如果避开这些问题，仅从文字去看注家的注解，这是很难理解的。

另外，学习《伤寒论》还要结合自己的临床治疗心得，不能因为某注家名气大就盲目跟从。比如某注家是西北人，西北多燥，注家可能会对书中的一些中药应用结合他自身的临床实际来进行注解。而江南是多湿之地，机械套用可能不仅治不了病，反而还会产生不良反应。笔者对现代研究《伤寒论》的名家也进行了研习，北方的名家有刘渡舟、李克绍等，南方的名家有陈亦人等，把这些南北不同的名家对一些共同问题的理解进行比较，自能发现细微的问题。这是学习《伤寒论》一个很重要的方面。

因此，学习时一定要考虑到原著的地域性问题，还要考虑注家的地域性问题。不同的地理环境有不同的气候特色，治病也就有相对应不同的方法。清代的浙江名医俞肇源（字根初），因为生活在江南水乡的绍兴，气候潮湿多热，再套用大剂炙甘草的《伤寒论》原方治病是不切实际的，于是他结合温病学说，自成一体（见《通俗伤寒论》一书），这就是活学活用《伤寒论》的典范。朱震亨生活在浙江义乌，也是因为气候潮湿影响脾胃运化，外邪易和内湿合邪，故而治疗伤寒也从调运脾胃入手。学医是为了治病，结合自身的生活环境去理解《伤寒论》是非常有必要的。

 ## 笔记11：《伤寒例》的价值

伤寒，伤是"中"，感受之意，寒指的是外邪。《难经》：伤寒有五种，中风、伤寒、湿温、热病、温病五种，而《伤寒例》对伤寒的基本病机都进行了论述，至于伤寒的具体变化并没有谈，而是放到后面的三阴三阳中。历史上研究伤寒的一些人，觉得《伤寒例》不是张机（字仲景）所写，弃之不用，实在可惜。其实《伤寒例》是《伤寒论》的总论，清代王梦祖明确提出，可喜。

尊圣局限了人的思想，史上有无张机此人且不说，要知道一个医生学习的目的是把患者的病治好。《伤寒例》从学术价值来看是很有意义的，特别对后世温病学说具有指导性的作用。因为尊圣，弃掉有价值的东西，这是中医学发展的可悲之处，如果能以客观的眼光对待，温病学可能会更早得到发展。

吴南京分析：

《伤寒例》在宋本《伤寒论》中放于六经之首，自明以来，争论不休，有认为出自张机之手，有的认为是王熙（字叔和）伪作，有的甚至认为出自成无己之手。于是有的人提出全文删除，有的建议保留一些条文，有的认为应全部保留。争来争去，实在没有什么意义。

但学医不外是为了解决患者的病痛，至于出自谁的手笔，并不是我们要考虑和讨论的问题。从学术价值上来看，《伤寒例》遵从《内经》的"热论"和《阴阳大论》，主要论述人和大自然息息相关的病因病机问题，并明确提出了治疗外感病的一些主要法则，如可汗不可汗、可下不可下等内容，都是符合临床实际意义的。如因为尊圣而删除，实在是件可惜的事。

《伤寒杂病论》原序中明确地提出参考了《内经》和《阴阳大论》的有关内

容，而《伤寒例》则是把这些内容进行全面的整合，以便于学者学习。

从《伤寒论》的六经内容上来看，不外是针对外感寒邪的治疗问题，并且对临床中出现的变症、预后等问题都有较详细的论述。而《伤寒例》则是针对整个外感病的一个总论，不仅是指寒邪，可惜没有写出具体的治疗方法和药方等内容，这是导致后人要删除的原因。

还好，金代成无己的《注解伤寒论》把《伤寒例》也进行了全面的注解，让后人对外感病有一个纲领性的认识。方有执主张全删除，这种泥圣之心，对现代学者并无益处。

总之，《伤寒例》可以说是针对外感病的一个总纲性的论述，虽不全面，但对后世温病学说产生了巨大的影响。

笔记12：临床治疗要重视误治

误治是每一个成名医家都发生过的事，《伤寒杂病论》中就有一百多个条文讲到误治，有误下、误汗、误温等。

治病是人命关天的大事，一定要小心从事，认真学习前人的误治补救之法，对提高临床治病水平有很大的好处，可以免去前人犯过的错。所以学习前人的知识，不仅要学习前人的成功，更要留心失误。

现在看到很多所谓的"家传秘方"，一方通治天下，要么用一些中医的经络理论进行开背、按摩等治疗，根本没有辨证可言，对他们来说，也不在于什么误治了。病家病急乱投医，一个小毛病越治越重时有发生。治病一定要符合治疗原理。所以一个真正的医生，得博学众家之长，明白所以然，才能最大限度地减少误治发生。

吴南京分析：

医生是人，不是神，临床医生治病不可能避免误治。但误治的比例有高低不同，比如受寒的感冒，很多医生叫患者不要治，多喝开水，这就是误治，人受寒后必伤阳气，气化也必定不利，再喝大量的开水，只会增加运化的负担，并不利于病。现在有很多人爱美，觉得促进大便的排泄就是排毒，后来因为吃了一些泻药，人的身体越来越差，明白这是错误的；于是又有人提出发汗是排毒，没事去蒸汗，促进汗液的外排认为是排毒。要知，排大便是中医的下法，排汗是中医的汗法，都是治病八法中的祛邪之法，祛邪必伤正气，没病去蒸汗、吃泻药，这也属于误治。

当然还有很多的误治，比如见月经量少，不审患者是因为气血亏虚还是血阻不出，上手就用活血化瘀药，这对于血阻不出的患者自然有一定的作用，但是对于气血亏虚的患者，无异于雪上加霜。要么一见感冒就和西医的上呼吸道感染同等对待，用大队的清热解毒药，反冰伏邪气，邪不外出，更加重了病情。这些都可以说是误治。常听有人说，一个小小的感冒越治越重，治成大病，很多就是误治造成的。误治过程中大伤元气，元气亏虚，五脏失衡，于是百病丛生。

误治是不可能避免的事，误治在于误诊，所以临床治病，一定要细审疾病之由，方向性的错误尽量不要发生。治病之要在于符合规矩，规矩就在中医学的基础理论体系中。另外，更要重视前人的误治病案，牢记于心，这是提高临床治病水平的一个必要方法。

笔记13：外科手术要重视

对于有形之病邪，服药难消，可采用手术切除。早在三国时期，名医华佗就有外科手术治疗的方法。现在有些人一听到手术就说是西医，不可取。很多危重之病是要靠手术治疗才能保住性命的，所以一个中医要重视手术治疗的价值，不能一味排斥，这样不好。

现在的确有一批铁杆中医极力排斥西医，一听到做手术就大骂。史书上是记载了三国华佗的手术经验，但此后中医手术方面已失传。西医学的外科手术水平必定比华佗时期进步，一种有效的治疗手段不应该被排斥。但手术后患者大伤元气，视情况是否要中医参与治疗。但现在对很多疾病不必手术也进行手术，有些过分。

吴南京分析：

外科手术是直接切除病灶的方法，是祛邪的直接有效的方式。比如手中刺中了一根刺，局部产生了红热肿痛，用针去挑刺才能让病愈，这是最小、并且人人都发生过的"外科手术"。一根小小的刺，刺进了人的身体都这么难受，何况是身体内在的一些有形大病，不用手术难以祛邪。

常听到一些中医大骂西医的手术，试问下，如果没有手术治疗，中国有多少妇女会死于难产？这是一个现实的问题。有人对已经很大的子宫肌瘤还说吃中药一两个月可以消除，药用大剂的红花、莪术、水蛭等破瘀之药，数月治疗后往往是子宫肌瘤没有消除，而是患者的元气大伤，发生了诸多的变证。

中医不是万能的，有其长也有其短，对于治疗很多有形的病邪，实不如西医学的手术治疗，这是一个客观的事实，千万不能排斥。

但手术必会让人的元气大伤，术后的身体调养实是中医之所长，有必要中医的参与治疗，单纯用一些能量合剂、蛋白质等进行补充，不见得都会有很大的成效。我父亲早年胃溃疡穿孔，手术很成功，术后也补充了大量的氨基酸等能量物质，可是身体就是康复不了，还是有身体发热但体温不高的怪症，身体又日见虚弱，后来我用中医补气活血为治，身体才得以康复。但试想当时如果不进行手术，我父亲可能连命都保不住还谈何治疗？

不过现在也有很多疾病没有必要手术，手术泛滥已是当前医疗的严重问题。比如一个单纯的骨折，也要用手术进行钢板固定，很多患者反而因为手术造成的气血大伤使骨折不愈合，最后还是靠中医全面调补才得以痊愈。

临床治病是否要选择手术，要视具体情况而定，目前还没有一个统一的标准，也很难定这样的一个标准。但不论怎么说，外科手术的治疗一定要重视，中医不能过分自信。

笔记14：刘完素和"火热论"

金元四大家之一的刘完素，深研《内经》等前人医籍，据《内经》的"热论""刺热""评热病论"等内容，结合自己的临床治疗心得，总结出"六郁化火"的著名论点，为中医学的发展做出了很大的贡献。于是，后世医家称他是寒凉派，这个问题有待斟酌，因为刘完素不可能只会用寒凉药，这是中医学的发展，值得学习。

派别之说总有局限，而派别之争又往往是利益之争，单从学术角度没有意义。刘完素提出火热论就被称为寒凉派，李杲写了本《脾胃论》就说是补土派，这些都是中医学发展过程中的一些补充和完善。死抱一本《伤寒论》而不重视后世的发展和创新，是治不了病的，必须保持开放的心态去对待这些发展和创新。

吴南京分析：

刘完素所提的"火热论"指的是"六郁化火"，为什么会有火，是因为郁才会有火。郁是指气机郁结不通之意，也就是说气机郁结不通会产生内热，这才是刘完素所提化火的临床实际意义所在。

人之有生命在于有内火，这火又称为命火或气，如无此火，人就是一具尸体。人的生命活动过程中，健康的前提在于气血的通畅不滞，气血一滞，就会郁结不通，内热就生。比如身体受外伤，局部气血郁滞不通，就见红热肿痛，日常见一些挫伤、扭伤等情况，初起都是用冰敷，就是因为受伤局部的气血郁滞不通发生火热，用冰敷以制局部之郁火。

笔者在《医道求真》中提到过"温阳透热"的问题，也是针对刘完素的六郁化火问题的深入认识。阳虚之人，无力运气血，于是气血郁滞不畅，多有化热于内，临床上又见阳虚兼见有伏热的情况，于是治疗时一边温阳，一边化热。《伤寒杂病论》中有生姜和黄芩、附子和败酱草的结合都是同一问题。

"久病必瘀"，瘀也是气血郁滞不通之意，对于慢性病的治疗必要活血化瘀，气血通畅则郁结之气机得以通畅，于是郁热也随之而去。中医之瘀，不是一定要见局部青黑一块的瘀血才叫瘀，而是要从更广的角度去理解瘀之意义。比如西医学所说的"微循环障碍"也属于中医学"瘀"的范畴，从临床治病的角度上来看，也多见有瘀热的存在。

很多人对刘完素的医学发挥，提出"六郁化火"就说属于寒凉派，这仅是他针对中医学某一个命题的发挥，更明确地提出来让后世学者更易学习。

 # 笔记15：关于火热的治疗方法

火是热之聚，热是火之散。火和热因为程度不同有散聚之分。

外邪入内会化火，食积、情绪等都会化火，因为引起火热的病因不同，治疗也不同。外寒闭窍内热生，治疗要散寒而解热；食积化热重在消食导滞；情绪压抑的郁结气滞化热，要疏肝解郁为主，切不可一见火热就用三黄、石膏。

火热之治，《伤寒杂病论》中有辛散、清热、攻下、活血、潜阳等治法，为治疗火热奠定了基础。宋代名医钱乙，治疗肺热用"泻白散"；治疗肝胆热用"泻青丸"等都是发挥。刘完素则把火热论进行系统化，朱震亨又有养阴退热之法，清代温病学家，更是把火热的治疗发挥到极致。特别是湿温等温病的火热治疗，已大异于《伤寒论》，但都是针对病因二治。

吴南京分析：

要治的火和热，是指疾病的火热，不是身体生理需要的火热。

但因火和热的散聚不同，治疗上治热重在清，而治火重在散。这是治火和热的不同之处。比如承气汤之治火，使火从大便外散（泻火就是散内在的火结）；白虎汤治热，则用寒凉之药以清之。治热虽用寒凉之药，但药味上得选择辛苦组合为上，因为辛寒之药能清能散，可以使热不聚而成火；苦寒则直折热势。刘完素见热多用苦寒药和辛凉（或辛温药）组合为治，辛味药就是为了散热。

现在很多人一见有热，还没到火结之程度，直接用大剂黄连、板蓝根等药直折，不知苦寒之药反易冰伏热邪，热邪不得外散，虽取效一时，但热邪被苦寒之药聚于内，时日一久又见热势反复。要么热已结成火势，仍不知疏泄，依然不知变通的用苦寒药，自是不得治火之要。

火热为无形之邪，必要有形这物才能依附，如果单纯用寒凉药为治，不去攻有形之邪，火热也一样不能治。所以治疗火热病，用辛味药就是为了攻有形之邪（辛能散能行）。比如痰湿会化火热，治疗用苦寒药的同时还要加用半夏、陈皮、益母草等辛药以散痰结，这才能让痰火得到根本治疗；瘀血会化火热，治疗也一样在清火热之时加用丹参、益母草等辛凉散血之药。

所以，火和热的治疗，都要用到辛苦性寒凉之药，但治火偏于疏散，治热偏于清解。

"气有余必是火"，火是气所化，治火必伤气，火热亦伤气（大火食气），所以治火热病，不仅要补阴，还要考虑到气能生阴之问题，所以要补气。有人认为火邪伤阴，治火很少考虑到气的问题，这是不行的。从"白虎汤"和"白虎加人参汤"两药方中进行比较分析，自能知晓。

笔记16：攻邪学说和现代医疗

张从正（字子和）认为病由邪生，治疗之要在于攻邪，对于身体的补养应采用食补。《内经》曰"邪之所凑，其气必虚"。但张从正认为用补药治病，正气未必能补起来，倒把邪气壮大，不利于身体，而采用发汗、催吐、攻下之法为治，并取得了很大成功。现在也有不少医生动辄就用大剂活血化瘀攻瘀血，要么大剂毒药攻癌症，效果并不理想。

人体的元气和病邪是一正一负的对立体，比如内热太过会耗伤体液而见大便结秘的阳明腑实症，用承气汤攻燥粪去热以保津液，这是针对急症之治；现在有人感冒了吃消炎止痛药，用以发汗治疗也是攻邪。但任何一种攻邪治疗必损元气。张从正强调邪气之一面，并取得了理想效果，这是他有精深技术为基础，可见基础的重要性。

吴南京分析：

攻邪之法，必损元气，天下没有攻病不伤元气的。西医学的攻病，最厉害的不外手术直接切除病灶，但手术也会给人体带来巨大的伤害。比如子宫内膜增生症用刮宫治疗，也一样是猛烈的攻邪，大损元气，有些女人刮宫数次，子宫内膜还是反复增生，最后选择切除，这就是由刮宫攻邪给身体带来的巨大伤害造成的。

有病要治，攻病要用，但一定要时时扶护元气。没有患者是病越久越精神的，有病之人元气必伤，所以攻病一定要扶元气。现在有很多患者，原来虽说有病，但身体感觉还好，一做手术后人就垮了，是伤了元气之故。

另外，对于一些中医的传统治法，通过现代商人的包装，变成了养生馆里面的常见方法，比如蒸汗（人处于一个高温的环境中不断出汗），这不外是中医攻邪的汗法；有人打着促进大便的排泄认为是"排毒"，时常吃泻药，这也是中医攻邪的下法。有很多爱美的女人用这些养生方式，常常养出一身病，都是因为时常无故排汗和攻下伤了元气。

有些中医师见体内硬块、积液等有形之邪的疾病，要么猛用活血破瘀攻结块，要么用大剂逐水攻水湿，之所以越治越重，也是因为伤了元气。所以，不论是中医还是西医，攻邪必伤元气，这是一定之理。

元气不足，五脏平衡就失调，气机的升降出入就失衡，岂有不病之理？笔者治疗癌症患者颇多（但大多是晚期走投无路者），几乎都是元气溃散不支之人，这样的患者即使神仙下凡也无能为力，还谈何治疗？所以千万别觉得小感冒，吃几天抗生素和消炎止痛药不以为然，要知元气之根本失去，一切都是空谈。

笔记17：对于治病攻邪和扶正的处理

有病则伤元气，攻病也伤元气，所以治病之要不外攻补而已。

但对攻邪和扶正的应用，邪实为主则攻邪；元气亏虚为主则扶正。如《伤寒论》中"真武汤"症，一边见阳虚，一边见水邪重，治疗则温阳以扶正，攻水以治标，攻补兼施。这是临床治病采用攻邪和扶正的选择问题，不能盲从于某种学说。

治病的攻补问题实是一大问题，但首先要以正确的诊断为前提。如女人月经未至，见面色不华，神疲无力，脉弱舌淡等症，这是气血不足，治疗要补养气血，而不能用活血化瘀。同是月经未至，见小腹疼痛，胸胁胀痛，脉弦涩等症状是为瘀血闭阻，行经不畅，治疗又得用活血化瘀来攻瘀血。所以治病之要先审虚实，再选攻补。

吴南京分析：

疾病和元气是一正一负的对立矛盾体，攻病必伤元气，所以攻病前一定要先审元气之虚实。比如朱震亨治疗叶仪的腹胀腹泻，因前医见叶仪大泄肛门疼痛不已、腹肛满，治以攻法，天天大剂通利之药为治，越治越重。朱震亨诊为元气亏虚无力升清，残阳下陷，治疗当先扶正，元气恢复再攻。于是先服大剂补药半个月，最后见元气足一剂攻药而愈。

治病方法看起来很多，但不外攻补两道。有先补后攻、有先攻后补、有偏于补、有偏于攻，等等。看起来很复杂，其实有规律可循。

前人说"急则治标，缓则治本"。标，有人理解为病邪，这是不对的，应指的是急的方面就是标。比如伤寒见腹胀满，则腹胀满为标，当先治腹胀满再治伤寒，因为腹胀满说明人的消化功能障碍，一定要先保证消化功能的正常化才能治疗。治病的目的是让人生命得以延续，一切治疗手段的目的不外是为了保命而已，如果连命都保不住，还谈何治疗？所以伤寒见腹胀满当先治之，虽受伤寒，但腹胀满反而是要马上处理的急症，这是标。因此，补和攻没有先后次序的问题。

见体虚病重，治疗当以半攻半补（真武汤）；体不大虚而病重，治当以攻为主稍辅以补（麻黄汤）；体不虚而病重则攻病（大承气汤）；病急重危及生命之时攻病（五脏实，死）（大承气汤）；病不重而体大虚治以补（独参汤）；体虚而病轻偏于补而稍辅以攻（参苏饮）。

上所列举之药方，只是一个思路。

笔记18：朱丹溪不是养阴学派

因为朱丹溪提出了著名的"阳有余阴不足"论，导致后人说丹溪先生是补阴派的创始人，我希望这些人多看看丹溪的其他文章，还有丹溪医案。治学之道一定要认真对待，道听途说，人云亦云，只会害了自己，对中医发展也不利。

丹溪先生的阳有余阴不足论要从他的整个医学成就进行分析，本人通过《古今医案按》等书籍专门搜集关于丹溪的病案七百余例，只有四五例是有养阴，纯养阴的只有两例。分析丹溪用药，也是以苍术、香附、川芎等药为主频率，可见丹溪治病重补脾胃气血的综合调治，冠以养阴是言之太过了。

吴南京分析：

学名医心得经验，不看名医的原著，只会跟在别人后面瞎叫，这是治学大害。从朱丹溪所创制的名方中，是有"大补阴丸"等名方立世，但是他还有"越鞠丸""玉屏风"等名方。看一个人的学术特点，不能因某个名人的某句名言就深信其说，以为这就是全部。所以先看其原著，再结合自己的临床实际治验后，再来发言也不晚。

本人曾见过几篇关于论张子和攻病方面的文章，大说张氏之不是。我试问下，写这文章的人，他用过攻病之法吗？敢这么用攻法吗？没试过，只会空想的写论文，这样的学习方法很不好。因为写文章做文字方面的学问和实际临床治病是完全不同的两回事，这些文章行业内人自然是一眼就可以看出来的。

中医本无所谓的派别，只是某位医家在学习总结前人的经验上，通过大量的临床治疗，发挥了一些问题进行完善和补充而已。所以中医发展，只是一个不断完善和补充的过程，不是一定要什么派别不派别的。

王伦说"杂病法丹溪"，丹溪不是人会治杂病，东垣也不是只会治内伤，从医案中可以知道，丹溪治伤寒也很厉害，东垣治大头瘟也很厉害。这不外是他们在中医发展历程上所提的论点有个偏重而已。也有人说丹溪特色是从气血痰郁治杂病，从丹溪的病案中可以看出他的确是从脾胃入手，疏疏气血为主的治疗思想，特别是治痰方面总结了大量的临床心得。但这并不是他的全部，如果他在没有高度掌握前人的学术基础上，能得出这样的临床心得体会吗？

所以治学，一定要多问，不是到处去问，而是在学的过程中不断的自我提问，这才是真正的问。古人为什么说做"学问"，就是叫人学习中要不断地自我提问啊！

笔记19："气有余便是火"对健康的意义重大

朱震亨提出"气有余便是火"，气是指阳气，阳气过亢就是火。有余之气是指病气，比如思虑太过，抑制肝气的疏泄，形成肝气郁结，这郁结之气就是有余之气。现在很多人思虑过甚，晚上失眠，《内经》说烦劳会使阳气上亢，熬夜上火就是这个道理，要彻底治疗气有余之火，只有静心，心静了火自潜于肾。

朱震亨说相火是人体的动气，肾中相火是元气之根，藏于肾阴之中，人无此火则死。但如果贪欲太过，相火就会上亢，相火一动，上扰于心，就是平时所说的急火攻心，从而耗伤阴气，这才是朱震亨阴不足之论。一个人总是处于这样一个亢奋的精神状态中，自然不健康，朱震亨提出的静心节欲是有道理的。

吴南京分析：

朱震亨所提出的有余之气，主要指人的思想情绪。后来张介宾大骂朱震亨，并提出"气不足就是寒"，指的是形体上的阳气不足。朱震亨和张介宾从神和形两个方面论述身体阳气变动的问题，是看问题的角度不同。

人是一个形神一体的有机整体，精神因素会直接影响形体的健康，但是形体上的疾病也会直接影响人的精神。

但笔者从临床经验总结，有余之气的范围可以扩大，比如疔痈之热毒，瘀血化热，等等，这些也是有余之气。火和气是无形的，以形体的血和津液等有形之物为载体才能依附，所以任何疾病见有火热出现，都要考虑合邪问题，因此治火热就必要疏导和分消，使火热和依附的载体相分离，不能见火热就一路寒凉清热来抑制和对抗。比如急性扁桃体炎的发热用抗生素治疗，就属于对抗治疗，强硬地把火热压下去。如果人的元气因发热而亏虚，就无力运血，使原来的火结久久不散，某次一个诱因，又会发作，很多学龄儿童反复的扁桃体炎，还有反复发作的妇科炎症等，这些疾病都是郁结之火没有疏散，久留于体内成为"病根"。其实，癌症的发病机制也是如此，也不外久郁之热毒没有疏散。

所以，治火之要在于疏散，而不在于过用寒凉强硬抑制。《内经》说用咸寒为主、甘寒为辅治火热，咸寒之药在于潜阳，甘能补，苦能泄，这是治本之法，但火热郁结之标不得疏散，本亦能治。刘完素精研《内经》，制方用药反用苦寒和辛散合用，苦泄热，辛疏散以治火热之标。

另外，对于情绪异常引起的火气过亢，朱震亨所提到的静心之法是治本，而移情之法则是治标疏导之要。

 笔记20：体虚外感

外感之难治，难在人受外邪引动身体原有的痼疾，从而使病情变得错综复杂。但外感病之最难，在于身体虚弱。身体素虚之人多有痼疾，再受外感，攻邪则损体，所以治疗外感病一定要细审患者的体质虚实问题，不能一见外感就辛药解表，以犯虚虚之戒。

《伤寒杂病论》中对体虚外感有较多的论述，比如"桂枝汤证""小柴胡汤证"等，都是体虚外感或外感误治成虚证的补救之法，为后世奠定了基础，孙思邈、李杲、朱震亨、叶桂等诸辈都有发挥。观朱震亨医案，体虚伤寒外感的治疗颇多，特别是内外合邪的治疗，更是有很大的创建，可法可效。叶桂采百家之长，在《临证指南医案》中记录了这方面的很多案例，值得学习。

吴南京分析：

《内经》云"邪之所凑，其气必虚"。体虚易外感，但体健之人，如果外邪超过了身体的承受也会生病。

外邪的种类有寒、湿、燥、热等不同，每一种病邪的性质不同，伤人也不同，造成身体的虚弱程度也不一样。比如燥邪伤人之阴血；寒邪伤人之阳气；湿邪伤阳气并易引起血行不畅；热邪伤津液。另外还常见多种邪气同时夹杂伤人，比如寒邪和湿邪相合则成寒湿、燥邪和寒邪相合则是寒燥，平时身体强健之人，受病邪后如及时正确的治疗自能很快就好。但如果患者原来就有痼疾，一受外邪，就会影响体内的五脏平衡和气血的损耗及运转，如患者素来阳气虚弱，受寒湿之邪，轻则见无力腹泻，重则见"四逆汤证"的脉微弱无力、精神困顿欲寐的感觉，此时治疗就当急急回阳以救逆，而不再是用麻黄之类来祛散外邪。江南多湿，阳虚之人多见内湿亦重，还要考虑到外邪和内湿的相互关系，如果只散外不化内湿，外感很难治好，因湿性黏滞缠绵，极易敛邪，治疗当散外寒和化内湿同时进行。

治病之要，不外攻补。但这攻补之中要审两方面的问题，一是身体元气的虚损问题，二是病邪的轻重问题。如病情以体虚为主，则以补扶正气为先，辅以散外感之邪。先贤有补气祛邪、养阴祛邪、扶阳祛邪等法。

如果素有痼疾之人，有活血祛邪、化湿祛邪等法。但不论患者的身体虚实程度，一定要在扶补元气的基础上进行祛散外邪，就算是身体强健感觉寒邪的"麻黄汤证"，治疗也一样得在桂枝和炙甘草的辛甘化阳以扶正气的基础上散外寒。切记，切记！

伤风不醒会成劳，指的是外感失治或误治耗损元气，《不居集》有详细、系统的论述。

笔记21：钱乙和他的《小儿药证直诀》

钱乙是北宋时代的著名医家，专业治疗儿科四十余年，他结合自己的治疗心得，系统地总结了小儿的辨证论治法，撰写了中医史上第一部儿科专著《小儿药证直诀》，对中医儿科发展做出了巨大的贡献。《四库全书总目提要》称"钱乙幼科冠绝一代"。他有如此成就，在于坚持不懈的努力，老年时医学技术已经很高了，还一样的整天看书学习。学医之人必要学他的那种治学精神。

钱乙从实践中总结出小儿的生理特点为"五脏六腑成而未全，全而未壮"；病理特点为"易虚易实，易寒易热"。要治好小儿病，必须对小儿的生理和病理有全面正确的认识，他针对小儿的这种特殊情况，把肾气丸化裁成现在市面上流行的"六味地黄丸"，更适合小儿服用。金元四大家李杲的"益阴肾气丸"，和朱震亨先生的"大补阴丸"都是从六味地黄丸脱化而来。

吴南京分析：

儿科，古人称为"哑科"，指的是小儿不会说话，生病了不能自我表达具体情况，全凭医生对患儿察"颜"观色来诊断疾病。

对于儿科疾病的诊治方面，被称为经典的《伤寒杂病论》中没有提到，后来孙思邈进行了一些补充，但还没有形成系统，直到钱乙将小儿病进行全面系统的论述，实开后世儿科疾病诊治的方便法门。

在小儿疾病的防治方面，哺乳期间，母亲的身体情况会直接影响孩子的身体，因为乳汁是由血所化，母亲的饮食会直接影响乳汁的性能，比如母亲吃了容易上火的食物，小儿会见便秘；母亲吃了寒凉的食物，小儿则易腹泻。所以为了小儿的健康，哺乳期间的母亲饮食上一定要注意平衡，不能偏食。

笔者治疗的病种较杂，小儿病也常接手，对于诊病方面，除了小儿不能自己表达病情以外，其他的望诊、闻诊和成人是一样的，比如见小儿睡醒时眼屎黄而稠、尿黄、大便偏硬，这是有内热；没有眼屎、尿清、大便偏溏是为有寒。如果见发热，必要结合看指纹。

另外，因为小儿五脏元气未充，心神易扰而见受惊，对气温也较敏感。所以对于身体较弱的小儿，家长尽量少带到温差较大和环境较阴森的地方去，而选择多待在熟悉的环境里。

小儿母体的免疫一般只有六个月左右，六个月到一岁半的年龄时段，小儿容易生病，但除了一些明显先天不足的小儿外，一般所见到的疾病以脾系统和肺系统为主。"脾胃一虚，肺气先绝"。脾为后天之本，所以治疗小儿病，一定要考虑到小儿的消化吸收问题，很多小儿一感冒，就整天的输液治疗，几次下来，脾胃败坏，于是反复生病。对于小儿用药的药性要和纯，性猛烈的药不用，用药量要轻，单次服药量要少，以利于吸收。

笔记22："郁"是气血不通之意

对于郁，最早由《内经》提出五郁，指五脏都可郁。朱震亨据五脏平衡气血流通，总结出久病多郁，创"越鞠丸"治疗气、血、痰、食、湿、热之郁，为郁病的治疗奠定了基础。但自明朝以后，主要论述情绪抑郁之郁。但不论什么郁，总不外气血不通造成身体气机升降失司，治疗重在疏通气血，气血畅行则百病不生。

朱震亨治病以气血立论，痰为气血不平而化生，所以他多从四君子、四物、二陈三方结合临床辨证化裁而治。但病久则体虚气血不运，从而郁结不通，所以朱震亨创"越鞠丸"治气机，栀子、香附降气；苍术、川芎升气机；神曲运中畅达中焦气机之枢，使身体气机升降和顺。明朝后所指情绪压抑之郁，朱震亨则注重于神志静养调神为主。

吴南京分析：

郁，不仅指肝气郁结不能升发，很多人一听到郁，就觉得柴胡、香附诸药是解郁之必用品。殊不知，郁是指各种原因引起的身体气血失畅之意。所以治郁之本，在于调和气血的畅行。

郁轻在气，郁久在血。因气为血帅，郁轻则气滞，久则气不运血而使血瘀。罗知悌（号太无）治四川和尚案，患者久郁，朱震亨觉得要用下法祛瘀血以泄郁结，而罗知悌见四川和尚因郁造成身体气血大虚得先扶养正气，正气足而慢慢疏通气血，最后四川和尚病愈而返乡。

2014年，笔者治疗横店某妇人之郁，因月经将来之时离婚而郁，见乳房胀痛、胃脘痞胀、胸闷难以呼吸、月经不能下行而小腹胀满欲死的感觉。笔者不以柴胡、香附疏肝，而是以益母草、红花、当归、大黄之属逐泄月经，促进月经下泄而通郁结之气机。用药一剂则月经下行，诸症大减，数日而安。这是因利导势之治，但不外是促进气血通畅。

2015年，义乌某女因家庭变故而郁，大吃大喝以解郁，见脘痞胀得气喘不过来，乳房疼痛不能戴胸罩，难受得不能自已。笔者用当归、神曲、厚朴、焦山楂、枳壳、大黄之类以消导积食，亦数日而愈。其治疗之理一样在于疏通气血。

郁有虚实之分。治疗实郁，很多人觉得越鞠丸药性较猛，而逍遥丸药性较弱，于是逍遥丸成为时下治郁的专利药。但套方治疗，时有效时不效，缓药治轻病则可，治重病不外隔靴搔痒。治郁之道，还得在气血畅达上做文章。但有因气阳虚弱无力升发者，治疗当以补气温阳为上，气阳不足，自升发无力。另外还有气阳不足运血不力的情况，所以补气温阳虽是重点，酌加点清轻之风药以促升发，理气活血之药更不能少，但总以补为主，这才是治虚郁之要。

笔记23：刘完素和朱震亨的学术异同

朱震亨是刘完素的再传弟子，接受了刘完素的火热病机思想，但他又结合了李杲和张从正（字子和）一补一攻的两种学术精华，将刘完素的火热论发展成为养阴论。但刘完素的六郁化火和朱震亨的养阴退热，是治火的两个方面，刘完素偏于病之实，而朱震亨偏于体之虚，这并不矛盾。特别是朱震亨的养阴退热论，对后世影响巨大，直接影响了清代的温病学说。

刘完素和朱震亨两位大家，对中医学的发展起到了巨大的作用，他们一从邪实，一从体虚，两个方面发挥了火热病的机制和治疗方法。但他们并非如后世所说的偏于清热和偏于养阴，而都是治疗内伤和外感病的高手。明代王伦说：研究外感一定要研究伤寒；研究内伤要重视东垣；研究热病要遵守真；治疗杂病效法丹溪。

吴南京分析：

热邪易伤阴，热不去则阴不能复，如"承气汤"攻热结是为了减少阴液的耗损（急下存阴）。刘完素的火热论是针对病实的一面，目的是为了存阴。丹溪的养阴论，是针对热病造成阴液耗损的恢复问题，虽说是养阴退热，但还是为了保阴。看是两个不同的观点，但其最终要达到的目的是一致的，不外是他们从实践中把中医的一些理论系统进行完善和补充，不能因为刘完素提六郁化火就说是什么清热派，丹溪提养阴退热就说是什么滋阴派。

一定要去从什么派别中看问题，一定会局限眼光，说派别只不过是为了把某个问题能更深入地去理解。《伤寒论》中大半讲杂病的治疗，东垣创方治疗大头瘟效果确切，丹溪也不仅只会治杂病，王伦所讲的主要指这些医家对这方面的理论体系论述得较深透。

当然，从刘完素和朱震亨两人留下的医案数量上来看，丹溪要多得多，对于研究丹溪之学有足够的病例可以相互验证其学术特点，自是方便些。刘完素世传病案相对于朱震亨要少得多，但从他的《原病式》《宣明论方》《保命集》等著作中相互比较其理论特点和所创制的药方，亦自能明白刘完素的学术特点，全是根于《内经》，把素问部分和临床疾病相关密切的主要内容进行全方位的理解和发挥。朱震亨是刘完素的再传弟子，自然也是全盘接收了刘完素的学术内容，不外是再吸收了李东垣和张子和的攻和补的具体方法论，再深化成为他自己的一个体系，再把前人没有提到的一些内容进行补充完善，或把前人的一些内容进行发挥。

所以，不能把刘完素和朱震亨看成两个不同的学术理论体系，而是要结合他们的生活环境进行分析。比如刘完素是北方人，北方气候多寒，民众饮食口味重、好饮酒，形成体质强悍内热重，所以治疗上得清热为多；丹溪生活在南方多湿的环境，从他的医案中可以看出，用燥药运脾化湿的比例很大。

笔记24：张元素的医学成就

张元素接受《内经》《中藏经》等有关脏腑寒热虚实病变的有关内容，形成了一套切实可用的学术体系。张元素认为人是由五脏功能系统组成的，外来之邪作用于人才形成疾病，因为个体差异，造成病情有轻有重的程度不同。张元素的脏腑辨证学说，病机不能离开脏腑来讨论，五脏的病变亦不能离开寒热虚实来讨论。

张元素的弟子李东垣在他的基础上发展了脾胃内伤学说，朱震亨更是把他的脏腑辨证理论和刘完素的火热、张子和的攻击等学说进行有机整合，为中医树立里程碑，成为一代医宗。明代薛己、张介宾等更是从中演绎了肾命学说，实是中医学史上不可多得的大家。研究生命疾病也由此前进一大步。

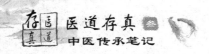
吴南京分析：

对于脏腑病机、病理、生理等知识早在《内经》《难经》《中藏经》等医典中已有较详细的论述，对于脏腑和外邪之间的辨证论治，虽《伤寒杂病论》奠定了一定的基础，但还没有形成一个完整的体系，主要还是一些零碎的知识。刘完素精研《内经》，并取得了巨大的成就，但对于内伤五脏的系统辨证论治，也一样没有形成。

张元素把脏腑体系的辨证论治进行系统化，因为他不仅仅局限于理论，难能可贵的是把药学、组方等内容和脏腑疾病辨证体系进行完美的结合。

人体是一个由五脏体系组成的有机整体，分析疾病如果离开了脏腑是不现实的。食药同源，养生治病离不开药食。《伤寒杂病论》虽有很多症状和药方，但对药理和组方等内容几乎没有，对于疾病的分析方面内容也很少，还是局限于机械的条文和方药对应上。当然，《伤寒杂病论》仅是中医辨证论治的半成品，开创辨证论治的方法，已是一大功，后世的发展自有必要。如《金匮要略》里讲的脏腑疾病，也没有形成体系化。

张元素把中药和脏腑辨证治疗有机结合，有些内容上虽说较机械，但实为后世学者开创了方便法门，让后学者（特别是初学者）有路可寻。实是难得的一代大家。

其弟子李杲在张的基础上，发挥内伤学说，中药学说和中药组方方面也有很大的发挥，使脏腑辨治体系更加完善。特别是李东垣在张元素的脏腑辨治的基础上发挥针灸调整脏腑气机方面的内容，亦为针灸的发展做出了很大的贡献。高武的《针灸聚英》里面就收集了大量有关这方面的针灸内容。

笔记25：张元素对方剂学的贡献

在张元素之前虽有很多方药书籍，但对于处方的配制方法还没有形成一个系统化。

药有个性之长，方有合群之妙，单味药和数味药组合的作用是不一样的，要把处方开好，就是根据病情把多味药进行调动和组合，这些药相互制约、相互促进，形成一个有机整体，才能发挥理想的整体治疗效果。

所以不精通中药气味性能，不精通辨证论治，是配不好处方的。

张元素的中药学理论来源于《内经》中的"味厚为阴，薄为阴中之阳；气厚为阳，薄为阳中之阴"。五味是功能体现，但四气是指中药的阴阳属性，单知道某药治某病，还不了解"味厚则泄，薄则通；气薄则发泄，厚则发热"等学问，还没掌握这些问题，说明对中药理还不够深入。

张元素结合五脏辨证和六淫病机学说，创造性地把中医处方问题形成系统化，真了不起。

吴南京分析：

疾病的变化会随着人的饮食、起居、情绪等变化而变化，所以组方用药治病，效果就必须考虑，疾病的辨证上要精准，中药的性能功效要精通，而不是机械的某方某方治某病。

所以配方治病，就要随着病情的变化而变化，而不是死守某个成方机械的治疗。张元素把脏腑的寒、热、虚、实，以及天气四时的组方用药规律进行了汇总性的疏理，使后学对组方用药方面提供了良好的参考作用，他的专著《珍珠囊》《药性赋》有详细的记载。后来他的弟子李杲在其基础上把《药性赋》进行了补遗，使之更完善。

张元素对中药组方用药规律性的汇总，是为后学开创一个思路，但有些人机械的套用，常常不效。要知古人之学说，不外是对原有医学的补充和完善，仅提供思路而已，切不可盲目的套用。很多人大谈"经方"，这经方不外是《伤寒杂病论》中所记录的药方。要知，方是死的，病情是多变的，以死方套治多变的疾病，不可能把病治好。

笔记26：中药组方，不能用中药成分研究堆积

现在看到一些处方，不是以中药四气五味为依据，而是根据中药的有效成分堆积组方，效果不明显而困惑。

研究中药成分，是可以促进对中药的微观理解，但不能唯成分论。唯成分论搞了一百多年，第一味药是麻黄，一百多年时间里还是停留在麻黄碱。麻黄碱只是麻黄的其中一个成分，不能代表麻黄的全部。麻黄碱是一个化学药，麻黄碱和麻黄的临床应用也不相同。

中药成分研究进行了一百多年，临床治病还是要以中药的五味四气为基础，这是实理。其实每一味中药都是一个复方，中药内在成分之间相互制约、相互促进，使中药处于一个相对稳定的状态。现在有些人做中药浓缩，把整个中药成分保留下来，比单纯提取成分的方法好，更符合临床应用。

吴南京分析：

中药治病的有效成分研究花了很多心血，但应用于实际的临床治疗意义却不大。比如治疗痢疾，用盐酸小檗碱易产生耐药性，而黄连用了上千年也没见有耐药性的产生。

中药的研究不是目前科学所能解决得了的，特别是药性方面的问题，更不是以实验室的某个成分能说明的，所以临床治病的中药组方，一定要从中药的五味四气方面去理解。

现在所做的研究，大多是证明一下古人对某味中药的作用，还有很多解释不了的问题，主要是对中医医理的很多问题无法用现代科学来解释，比如气的问题，中医学讲的气一元论，人的生命不外是气机的升降出入，而中药治病是以药之偏性纠正气机的偏。但对气的实质性研究，目前尚无方法可循，由是造成对中

药的研究难以深入。

如果治病仅以中药成分堆积治疗，势必会治出别的毛病，比如身体虚弱，中医学有气、血、阴、阳虚弱之分，还有气阳两虚、气血两虚、阴阳两虚、气阴两虚、阴血两虚等不同，治疗也要有针对性地选择合适的中药。而不是以中药的成分为依据堆积数味药来组方，不能见黄芪中有黄芪多糖、人参有人参皂苷，随意用些有补益成分的中药治疗。因为中药里的某一个成分代表不了中药本身。

不过，成分研究对进一步理解中药还是有一定意义的。

 # 笔记27：李杲的"脾胃论"

金元之前虽有名医，但对脾胃方面的系统性研究还没有，因此李杲的"脾胃论"很有实际意义。人自离开娘胎后，就靠脾胃对食物中营养物质的消化吸收，提供生命能量。李杲说"夫元气、谷气、营气、卫气，生发诸阳之气，此数者皆饮食入胃上行，胃气之异名，其实一也。"

虽说先天元气受于父母，但无后天脾胃吸收营养也是空谈。

元气依赖于脾胃的滋养，脾胃一伤，元气也因之而受损，并且脾之升、胃之降，是一身气机升降的枢纽。脾胃一伤，运化无权，从而痰湿内生闭阻中焦，由是造成气机升降不利、五脏不和、疾病丛生。先贤讲有胃气则生，无胃气则死，就是指此。

所以，一个真正的临床治病中医师，如果不会调治脾胃，必是技术还不到家。

吴南京分析：

俗话说"人是铁，饭是钢，一餐不吃饿得慌。"生命的不息在于脾胃对食物能量的吸收，这是生命的根本问题，同时也是治病的根本问题。

从古到今，历代有成就的名医，他们的治病思路都是以保胃气为第一要务，因为这是维持生命的基本先决条件。治病的目的是为了保命，如果命都保不住，还谈什么治病呢？所以调补脾胃，是一切治疗的先决条件。

不论是吃中药还是西药，都要通过脾胃的运化才能起到治疗效果，如果脾胃运化失常，吃进去的药物不能得到有效地吸收，效果自不能保证。哪怕是输液治疗，也一样要通过脾胃的运化功能来促进。很多身体较虚弱的患者，用输液治病，几天下来，就见胃口不开，一诊舌象，见舌苔白、厚腻，要用苍术、厚朴、茯苓、党参、紫苏叶、砂仁等药进行调脾胃，胃口才开，体质才上来。这是很常见的临床问题，都说明了脾胃运化功能的重要性，不仅是针对通过嘴巴吃进去的药物，还包括输液的药物也一样得通过脾胃的运化。

一本《伤寒杂病论》，书中所用药中频率最高的还是保胃气的中药，比如甘草、生姜、人参等，但对脾胃病的治疗及脾胃对生命的重要性等诸多问题都没有进行系统的论述。李东垣首次将脾胃病各方面的问题进行了深入的研究，并著《脾胃论》一书，全面而系统地加以论述。

脾胃是元气之本，这是至理名言，虽见肾虚，但补肾药也一样要通过脾胃的运化才能达到治疗效果，所以临床治病，一定要以保脾胃为第一关键要务。

笔记28："补中益气汤"的临床意义

元气亏虚，五脏升降就会失常。脾主升发，胃主通降，脾胃和则升机有序。如果脾胃气虚，先是升发无力，不见身乏力、气短、食欲不振、便溏稀、口干发热等症状，治疗用补中益气汤，促进脾气上升，从而促使湿浊下降。

补中益气汤总是补虚为主，所以用人参、黄芪、甘草为主药，少许柴胡、升麻不外借风药上扬，促进气机升发，所以李杲反复强调柴胡、升麻不得重用。

张锡纯据李杲"补中益气汤"之理，创"升陷汤"，张氏用黄芪配桔梗的载药上行，并且还用知母制约药方的升浮。江南有些医生套张锡纯的"升陷汤"治疗中气不足，效果并不理想，可见桔梗的升浮之性和风药的升浮之性还是有很大的区别，因浙江多湿，本人一般取苏叶和参、芪合用，一取苏叶的升浮，二取苏叶的化湿运中焦。

吴南京分析：

生命气机运转在于气机的升（向上）、降（向下）、出（向外）、入（向内）的正常。气机上升之力不足，就要促进气机向上升发以纠正，补中益气汤这是促进气机升发的代表方。但并不是一见气机升发不利的病情都可用补中益气汤，李东垣仅提供一个思路而已。

造成气机上升不利的原因很多，有因气阳虚无力升发，有因肝气郁结无力升发，有因痰湿阻滞无力升发等原因。但气为阳，气阳两虚则气机无力升发，所以气阳不足而见气机失升是最常见的情况。

补中益气汤中没有用到附子等温阳药，这要看临床实际情况来定，如见小便清长、四肢不温、畏寒、脉沉弱等阳虚症状出现，单纯用补中益气汤效果不好，得加用附子、肉桂等温药。

肝为一身阳气的萌发点，是肾气的门户，肝气郁结，肾气不能上升，也会见气机失升的情况，治疗当疏肝解郁，肝郁一解，门户一开，肾气升发气机才能上升，所以这时就不能用补中益气汤了，当加大理气药来疏肝理气，比如加香附、枳壳等药。气滞则血行不畅，原方中当归用量很少，肝气郁结之人，还得加大当归的用量效果才好。

清阳不升则湿浊不降，脾气不升之人，多见中焦湿阻，临床治病一定要审是气虚为主还是湿阻为主，如果湿阻明显，更用补中益气汤，不但升不了气机，还会造成湿热阻滞中焦。这种情况江南多见，因为江南多湿，所以本人一般去柴胡、升麻，而用苏叶等药为升发，更加厚朴、半夏、苍术等化湿，湿去才能升发气机。

另外对于阴阳两虚无力升发的病人，要加枸杞子、知母等药以制补中益气汤的升浮之性，要不易见虚阳上浮的"戴阳症"，所以老年人和久病之人要注意。

笔记29：谈王好古的"阴证论"

　　阳虚，指的是体内阳气亏虚，从而阴寒内生，对于阳气不足之症就称为阴证，治疗得温中扶阳。《伤寒杂病论》中的"四逆汤"等处方，都是针对身体阳虚不足而设，从临床症状上来看，也涉及肾阳、脾阳、肝阳之亏损不足，而王好古则在张元素的脏腑辨证基础上把内阳虚损、阴寒凝滞进行了总结。

　　阳虚则寒，由于抗生素和清热解毒中药乱用已成风气，体质阳虚的人很多，所以阴寒凝滞的病也很多。临床治疗上见舌淡、脉沉弱无力的情况众多，所以近年中医界多出了一个"火神派"。中医的发展又有什么所谓的派别，无非是一个补充而已，火神论中用燥药不外温阳。

吴南京分析：

　　寒则热之，治疗阴寒之病用温热药是正治。但要知阴阳互根的关系，乱用附子并不利于温阳，反更燥阴血。燥热之药在大剂量养精固肾药的基础上应用才能达到真正的扶阳，如肾气丸。但大剂量应用附子，不外是急用一时，不能长久服用。"四逆汤"是救命之剂，不是日常治疗慢性阳虚之剂，胡乱扶阳用燥烈之药，亦是时下中医界的一大弊病。

　　阳虚则寒，血为阴物不能自运，得有气的推动和阳的温煦，阳虚则血行必失畅，所以见阴寒之病证，在温阳的基础上一定要酌加活血药。本人一直以取四逆汤之意，用黄芪、党参、巴戟天、菟丝子而成变通四逆汤，更加当归运血、陈皮通气为基础方进行治疗。果真见阳虚明显加附子，服三五剂，阳气稍复又去附子之燥烈，以利阴阳并扶。

　　阳虚，虽说有肾阳、脾阳、肝阳虚之分，但肾阳是一身阳气的根本，所以见阴寒之症，必定是以扶肾阳为主。

另外，一身之水湿运化，得有足够的阳气来蒸腾气化，阳虚阴结之病，必定要考虑到湿阻问题。如果见有湿阻情况，片面温阳，药之温热之性，势必和体内的痰湿互结成邪，从而变成湿热病。笔者治过很多病症，一边见湿热郁结，一边见阳气亏虚，治疗很是棘手，比如慢性妇科炎症和男科炎症中，这样的情况特别多见，主要就是因为前医没有化湿造成湿热郁结。

所以治疗阴寒之症，不能单单考虑扶阳的问题，还要考虑因阳虚造成的挟带症和兼症。特别是挟带症和兼症很明显时，扶阳的同时一定要治疗兼症，要不阳气补不上来，反治出一身别的毛病。

切记，切记！

笔记30：《伤寒论》的争辩并不利于中医学的发展

自明代方有执起，认为王熙搞乱了《伤寒论》原文，以至于发生了很多错误，要按照原文原貌重新进行整理。但有人认为经王熙整理、成无己全注的《伤寒论》是完整的，于是造成两批对立的观点进行纠缠不清的争辩。这样的争辩并无意义，中医治病的精神是辨证论治，把患者的病治好才是关键。

且不说史上有无张机此人，从历史文献来看，其他如华佗、葛洪、陈延之等都是对伤寒很有研究的人，只是因为他们的文献没有被完整地保留下来罢了。自宋代以后，把张机这样一个争议很大的虚构人物造成了医圣，后世才会在这圣字里纠缠不清，以显示自己的高明和正统，这对中医学的发展意义并不大，一切应以临床实用为准。

吴南京分析：

《伤寒论》是《伤寒杂病论》中主要论述伤寒内容的治疗书籍，从书中所描述的症状和所用的药物可以看出是专门为伤寒所写。伤寒，通俗地讲，就是着

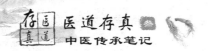

凉、受寒之意。六经辨证，对人的阳气强弱和受寒程度的轻重进行了全方位的论述，并不包括其他的外邪。但本书开创了中医学辨证论治的先河，为中医辨证论治学说奠定了基础，所以一直被尊为经典之作。因此也使张机成为圣人，因为尊圣，使很多学者不敢越雷池半步，书中说得通的就断定为圣人所写，说不通的则要怪罪王熙乱编。

这种脱离临床实践的无谓争辩，直到现在还一样的存在，特别是民间中医，技术有待考证，但言论上空洞的争辩拼了命也要争。把精力花在毫无意义的争辩上，对中医学的发展并不是好事。这样不仅不能使学者进步，反而容易让人钻牛角尖，局限了人的思维和眼界。

《伤寒论》书中反复的强调"随证治之""平脉辨证"的辨证论治精神，把符合于临床实际应用的内容拿来精研，再结合后世医家的完善和补充自能有成，不应把精力放在无意义的口头争辩上。

医生的天职是把患者的病治好，《伤寒论》仅是中医辨证论治的半成品，并非完美无缺。比如用内裤烧灰治疗"阴阳易"，这样的用药不论是从哪个角度都讲不通，更不能因为讲不通的问题就说是王熙的错误，也不能把后世医家的完善补充以一句"离圣人之意远矣"来草率了事。

还有人为了维护《伤寒论》的完整性，把后世的温病学说批得一文不值。试问：这样完整的医书，为什么没有写到儿科方面的问题？还有疔痈一类的外科疾病也没有论述到，这又说明了什么？

笔记31：大临床家薛己

薛己是明代的医学家、临床家，从家学，又私淑于名家学说，不论内、外、妇、儿、五官各科，他的医术都很好，对骨科也精通。他治病重视脾胃和肾气，脾胃方面学东垣，而对肾气先天的研究则学从王冰和钱乙，他的《内科摘要》中大量的医案都是脾肾并补，这是薛己治疗疾病的一大特色。金元四大家虽各有发挥，但系统性的将脾肾结合，薛己有功。

肾为先天之本，一身气化之源；脾为后天之本，摄水谷精微又不断补充先天。如见肾和脾并损，单纯补脾效果实不太理想，本人治疗杂病，就是取法于薛氏的先后天并调之法，而对气血痰郁夹杂，又法于丹溪之学。脾肾结合用于临床，实能解决问题，但不能乱补，要审标疾，病之标不去，补不进。

吴南京分析：

中医学本无所谓的分科，以前的名医，都是内、外、妇、儿各科精通。因为人是一个有机整体，局部的疾病是身体内在整体失衡的体现。比如慢性妇科炎症（中医学称为带下病），不外是湿引起，治疗得以运脾升清为根本，而不是以一个炎字就清热解毒为治。无湿不成炎，一切炎症都以湿为根本，湿瘀互结化毒，是炎症的共同特点，治疗也是以运脾化湿为根本大法。这是中医学的疾病观，是从整体去考虑疾病的特性和共性，临床上虽说有分科，但核心医理都是相通的。

由此可知，见风湿病用数味祛风湿药堆积为治；见疼痛用活血止痛药拼凑来治，难以达到理想的治疗效果，都是没有考虑到整体观的问题。

临床上，有很多患者所患的不是单一的疾病，而是数个疾病共同发生，但细细审病后发现，这些疾病的根本问题都是相同的，就可以用一个药方将多种疾病一起治疗。如更年期综合征，患者见众多症状，有月经不调、失眠、潮热、汗出、关节疼痛等，如果医者的中医学核心基础不扎实，初见这样的病情，常常会被弄得一头雾水，不知从哪里着手治疗。但从中医学肾主生殖，肾气亏虚则见诸症的角度分析，治疗以固肾潜阳，辅以运脾促运化，众多的症状就可以一起治疗。而非见关节疼痛看骨科，见失眠看内科，见月经不调看妇科。薛己能精通各科，说明他对中医学的核心医理有高度的把握，临床治病时自能左右逢源，应用一些常用药，也能治大病重病。

天下没有神奇之法，只有平淡之法，化平淡为神奇才是真神奇。不要去寻求一些所谓的绝招和秘方，所谓的绝招和秘方，不外是死路子，何能应付千变万化的疾病？

笔记32：张介宾的真阳论

张介宾先学朱震亨，后来又否定了朱震亨。朱震亨提出了"阳常有余"论，张介宾写《大宝论》论述肾中真阳不足。"阳常有余"和"阳非有余"看起来是两种论点，其实是相同的。朱震亨是从病理角度去理解，而张介宾是从生理角度去理解。一从常态理解，一从变动理解而已。

阳气相火是生命的原动力，自离开母体后就逐日消耗，从生理角度理解，阳自然不会有余。朱震亨讲的是因为疾病、情绪等因素令阳气发生病理性的变动，这有余之阳实际指的是病变。所以要理解肾中元阳学说，有必要理解朱震亨的阳气变动学说，这样才更全面。另外，张介宾还提到"真阴论"，结合元阳就是指阴阳两气。

吴南京分析：

我们且不去评论张介宾的好辨好争，他对肾命学说的研究的确很有心得。因其善用熟地黄，被称为张熟地，由是可见他提倡的学说是从肾命角度理解的。张介宾提出补阳要从阴中补，补阴要从阳中补。阴阳两气平衡，身体五脏才能平衡，气机的升降出入才能平衡，所以阴阳的平衡是身体健康的根本。这一点《景岳全书》讲得很透，哪怕是妇科方面也是从肾命的角度去阐述和理解，清初的傅山（字青主）之学说，亦是这一思路，可见张介宾称得上是大家，和后世只会骂人的黄玉璐完全不同。

张介宾所提的真阳，指的是生命的原动力，人有此阳则生，无此阳则死。所以治病之要，一定要时时保阳气。孤阳不生，孤阴不长。但保阳气不见得就是用附子、肉桂为补，因为阳得有阴为依附才不至于耗散，所以张介宾才会说补阳要从阴中去补，原理就在于此，这是阴阳互根互用之道。现在有些医家，大谈火神，动不动就是大剂附子以扶阳，较少顾及阴的一面，实是有失偏颇。所以笔者扶阳，多以菟丝子、巴戟天之属，不润不燥，能扶阳又能固精。

"少火生气"，笔者认为气是阳中之阴，扶阳必要补气。因为气为阳之渐，气虚日久才会造成阳虚。所以笔者扶阳必以大剂黄芪为主药，临床用于治疗肾阳亏虚的肾功能不全、心衰等疾病，虽不是附子，而是黄芪，用之得当，实能起死回生。对于阳虚甚者，用黄芪100～200g为主药，配合干姜、附子、当归，组成一个变通四逆汤，以此方为扶阳基础方。而对于阳虚不是很严重的慢性病，则用黄芪、菟丝子、巴戟天等药为组合应用。笔者将本方应用于临床，还颇能应手。

张介宾行医于绍兴，亦是多湿之地，但他常用熟地黄，不外是当时社会环境不同，人的体质也和现在不相同。但人之有命，全靠真阳，这是毋庸置疑的。

笔记33：《本草纲目》的贡献

学医不识药石，精研药物，是无法对经典进行深入研究的。比如研究《伤寒论》，如果不精通药学，不知书中药方的真实意义，自然就无法明白书中条文的实质意义。《神农本草经》把中药分成上、中、下三品，相对笼统，对于临床医生学习很不方便。李时珍参考800多部本草学编写而成的《本草纲目》，为中药学的发展奠定了里程碑。

李时珍以《证类本草》为蓝本，35岁开始编写，参考了800多部书籍，历时27年完成了初稿，后又经历10年做了3次修改，先后经历了40年时间才完成这一伟大的本草巨著。书中系统地论述了各种中药的知识，从药物的历史、形态到功能、方剂等，叙述详细，大大丰富了本草学的知识。

《本草纲目》不仅对中国药物做出了重大贡献，而且对医药学、动物学、植物学等都产生了深远的影响。

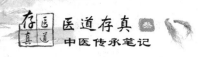

吴南京分析：

古人称药物为本草，所以《本草纲目》里所记载的不仅仅是草药，包括花鸟鱼虫等具有药用价值的动植物。李时珍也不是如前人那样只是单纯记录药物的作用和功能，而是对该药物的生长环境、形态、产地等方面都进行了详细的论述，使学习者对药物学有一个全面的了解，这一点是很了不起的成就。

很多医生只会开药方，到中药房可能连常用的中药都不认识。要知药食同源，对于中医治病来说，针灸等手段可用于急证，有时比吃药见效快，常常药还没有煎好，一针已救命。但传统的中药学，不仅是指中药的知识，包括日常所吃的食物，理解了中药知识，也就一定程度上理解了食物的作用性能等知识，从养生角度来说，是针灸不能比的。从整个中医发展史上来看，医生治病时用药比用针灸的频率要高得多，原因就在于此。

明代的本草学有三大巨著，分别是《本草纲目》《本草汇言》《本草经疏》，但以内容的全面性来讲，《本草纲目》所记录的不仅是药物的应用，更主要的是让学者能辨药之真伪，这是其他两部书未涉及的内容。

当然，《本草纲目》里面有些内容，以现代人的眼光难以理解。笔者认为，不要以批判的眼光对待，目前不能理解的暂且放一边，有可能科技进一步发展后就可以理解。武断的一刀切，可能会错过很多珍贵的知识。

笔记34：黄元御的医学特色

黄玉璐（字元御）著书颇多，但并没有什么大成就，不外抄了一些前人的内容，另加一些个人的主观臆断形成了他的中医学说。大体可以说，他的医学主要来源于想象，而不是来自实际的临床心得。

章成之评他是"妄人"，话语难免有些过激，但黄玉璐的确不是值得去学习的人。黄玉璐全盘否定朱震亨和李杲的医学成就，他最好？

《四库全书》评黄玉璐会骂人，的确如此，在他的眼中就他最了不起，写了本《伤寒悬解》，觉得自己的水平远远地超过了方有执和喻昌，朱震亨和李杲在他的眼中更不值得一提。但我看过《四圣心源》后发现，书中有很多内容都是抄袭李杲的，做人至此，实在是累。但这样的人，当今社会又何其多，特别是一些借用玄学、宗教、迷信等手段做中医的，他们的中医也大多是臆想。

吴南京分析：

通过自己对中医学的一些皮毛去想象中医是怎么一回事的人很多。以前在南方看过有人写了一本书，内容没有什么新意，不外乎把《伤寒论》的一些内容，用自己的话翻译了一下而已，其中加了些个人的主观臆断，听说找他看病的患者很多。此人说用经方，要一味药不能增，一味药不能减，量也一样的用，才能发挥最好的效果。说到用生姜的问题，此人说书中说生姜三片，就一定要用三片，三是一个数，数可以治病。三片生姜，有横切和直切，有厚片和薄片之差别，难道又厚又大的三片生姜和又薄又小的三片生姜治疗效果是一样的吗？此人说是一样的，因为三能治病。

还有些人说有起死回生之能，所谓的排毒，是叫人故意去传染脚气，香港脚越烂越好，脚烂得流脓称为排毒，但叫他说一下具体的中医学原理，借口说他所用的是古中医，不能说，说出来必被外国人学走。

上述两例都可以说是现代版的黄玉璐。

这种以主观臆断想象中医，说不通就用玄乎的话来狡辩，这样的人很多，信的人也很多。医道之晦，莫过于此。

《内经》《难经》等典籍才是中医学的核心基础，离此实际的理论体系，借用玄学手段迷惑人，或发表一些过人的言语以示高明，信者越多，医道越晦暗，中医还谈什么发展？

笔记35：温热病治疗的发展史

《难经》提出五种伤寒，这其中就包括了温热病。《伤寒论》原序所提到的也是温热病，因为单纯的伤寒不可能有这么强的传染性。王熙整理《伤寒论》，并注解了《伤寒例》。《伤寒例》的很多内容都是讲述温热病的，可惜后世没有重视，直到刘完素提出火热论后，才脱离《伤寒论》治疗温热病，直到明清时期才成熟。

尊圣，让人的思想统一，但也局限了思想。尊张机为医圣，所付出的代价就是让温热病的发展滞后一千多年，直到现在还为张机的圣人地位争论不已。

《伤寒论》所论述的主要是指感受寒邪的治疗内容，而对温热病的论治涉及很少，套用伤寒方治疗温热病自然不效。刘完素开创新学说打下了基础，吴友性（字又可）等瘟疫学说促进了其发展，清代诸家将之完善。

吴南京分析：

温热病和伤寒都是外来之邪，治疗的思路都一样，要让邪从外透散才行。《伤寒例》可以说是治疗温热病的一个雏形，但直到清代才有完整的理论体系形成，这是中医学发展史上很可悲的事。但这个过程中，实有几位大家做出了很多有益的贡献。

《伤寒论》中的白虎汤和承气汤以辛寒石膏为主药，但有知母、粳米的甘滋不利散透外邪；承气汤更是攻下以泄热为治，一样不利于外邪透散。还有小柴胡汤中用了黄芩的苦寒解毒和柴胡、生姜透散，但方中还有炙甘草和人参的润养敛邪之药，其主要治疗也是扶内解外为治。后来从孙思邈、李杲、刘完素辈的治疗上来看，多是以辛味发散药和苦寒解毒药合用，取得了一定的效果，可惜没有形成系统性。直到叶桂才把温热病的治疗进行了系统的论述。

从《伤寒论》到叶桂这个历史阶段，经历了一千多年，这个过程没有重视《伤寒例》和外感温热病的结合，更多的医家不敢脱离圣人之说，不知一部《伤寒杂病论》仅是开创了辨证论治的先河。

另外，在朱震亨之前江南基本没有什么名医出现。温热之病多发生于江南多热多湿之地，而江南缺少革命性的大家。观朱震亨治外感多从运中化湿入手，以"化湿+散外+清热解毒"的方式治疗温热病，这恰好符合江南的气候特点，虽说朱震亨治疗杂病很有成就，治疗温热病的病案也不少，但对于温热病也没有系统性的总结。

可见每一学说的发展，得有诸多条件。

笔记36：伤寒和温热的区别

伤寒和温热都属于外感病，但《伤寒论》中所论述的是寒邪，而温热病指的是感受温热之邪，所以研究温热病先要把《内经》中的热论和《伤寒论》中的热论区别开来，才能从本源上找到答案。

受寒伤阳，而受热伤阴。感受病邪不同，对身体造成的伤害也不同，治疗也不同，所以伤寒重于扶阳，而温热在于养津和阴血。

受寒伤阳则恶寒重，受热伤阴则发热重，这是寒热伤人最直观的临床表现。祛散寒邪在于辛温发散，而治疗温热之邪在于辛凉和苦寒折火透热为治。但伤寒不出会化热而见"白虎"症，治疗在于辛寒清散；温热后期因阴伤不能化阳，所以温热病后期也有养阴扶阳之治。这都是病情发展转归的问题，本质是不同的。

吴南京分析：

伤寒和温热最大的区别在于寒热问题。治寒用热药，治热用寒药，这是治疗大法上的不同。因为受寒则伤阳，虽说伤寒会化热，但总是先伤阳气，所以有热用攻下法要慎之又慎；温热之邪性质就是热的，所以化热很快，见内热结如不果断攻下，火势将燎原，故而攻下要果断，稍见有热结就要攻下祛内热毒。所以先贤说治伤寒攻下要迟，治温热攻下要早。这迟早问题是由病邪的性质决定的。

但共同点都是散透病邪为治，外来之邪得让邪从外散，这是伤寒和温热病的共同法则。不外散寒邪用温热药来散，散温热邪用寒凉药来散，这是区别。

人的生活环境由两个主要因素决定，一是适合的温度，二是合适的湿度。过热过寒超过人的生理耐受度人都会生病，过湿过燥也一样会让人生病。所以治疗外感病不外是从温度和湿度两个方面去考虑。但还有受邪之人的体质问题，同样的湿度和温度，体质不同的人，表现也不尽相同，所以治疗也有差别。有时同时外感，张三表现为伤寒，而李四表现为温热，这就是源于个体的差异化问题。记得2010年4月中旬，笔者接手两个患者，他们一起去野外游玩而感受外邪，王某产后失养，素体阳虚，4月天气虽转暖，但素来怕冷衣服穿得多，毕竟天气转暖，稍活动就汗出，风吹着凉而表现为伤寒症状。金某好酒，体内本就积热，天气一转暖，加上酒之热毒，表现为咽肿头胀的内热症。治疗上王某以补气运脾稍加温阳发散为治，金某用辛凉散热和清利湿热结合解毒活血为治。

2011年冬天，天气突然降温，有一患者受寒见腹泻不止的伤寒直中证，有一患者见高热不退的大叶性肺炎。治疗直中用温阳涩肠法，辅以辛温以散外寒；高热不退则治以辛凉苦寒透邪外出。所以同样的外邪，还要看具体的个体差异。

笔记37：刘完素对温热学说的贡献

刘完素提出六气化火，指的是人感受了风、寒、火、湿、燥、暑，郁闭不散就会化火。《伤寒杂病论》中讲到湿和寒郁闭不散会化火，湿和寒是阴邪都会化火，更何况是火和热更易化火了。

对于郁结化火的治疗，《伤寒论》中有用石膏、黄芩、黄连等寒凉药，但对因温热之邪引发的化火，其治疗还没有形成系统的理论，而刘完素明确提出了养阴退阳法，创"凉膈散""黄连解毒汤"等药方，才为温热病的治疗打下基础。

对温热病的治法，在刘完素时期还没有形成系统的理论，后来通过他的弟子常德、葛雍等人才形成了基本体系。治疗初，病在表可用散法，让邪从外解，如果热结于里则用下法，使热从下祛，再进一步提出养阴清热，但养阴清热的方子很少，还没有形成体系。但能从《伤寒论》中脱离出来自成一体，已是很了不起的成就。

吴南京分析：

热结于内，遇上元气亏虚之人，下法则气脱而死，外散一样气耗而亡。刘完素创清散之法（苦寒折火和辛凉散邪合用，但这一思路源于《千金方》，只是孙思邈只有方，少于论），使中上两焦之热结分消而散，这对后世温热病的发展起到了巨大的作用，特别是温热病在气营之间见高热之时治疗，可谓开了先河。

在刘完素之前，治疗温热病虽也有清散之治，但大多只有处方（并且处方也不是很完善），而没有形成系统的理论体系，对后世没有指导性的作用，大多还拘泥于《伤寒论》的成方为治，多以大青龙汤、白虎汤等机械的套方治疗为多。刘完素避开《伤寒论》的热论，以《内经》为根基参悟火热郁结之治，结合临床实践，形成了独特的火热论。

虽说刘完素提到养阴退阳法，但在临床上的具体应用，是他的再传弟子朱震亨进行了完善。

另外，因为刘完素生活在北方，对江南的湿热之邪不是很理解。虽说到六气化火，但对于湿郁化火的治疗没有创建。也是朱震亨将化痰化湿的治法大力发挥。每一个医家的成名理论，不是空想出来的，都是通过他们长期、大量的临床治疗经验总结出来的。朱震亨在江南多湿的环境中生活，痰湿患者多，所以经过大量的临床实践才总结出他的化痰化湿治法，而刘完素生活在北方多燥多寒之地，因为当时金人好酒，加上天寒内热难以外散，内热郁结的患者多，才得出他的火热论。但他能脱离圣人的束缚，走出一条新路，开创中医的新格局，的确为后世温热病的发展奠定了基础。

笔记38：朱丹溪对温热学说的贡献

朱丹溪是刘完素的再传弟子，但也吸取了张子和的攻击学说和张元素的五脏气血学说，自成一体。所以他对火热的治疗更具体、更系统，并且对一些治疗火热病的用药也进行了较详细的论述，特别是考虑到火热会伤阴的问题。

丹溪治火，实火用正治，虚火用反治，降有余之火在于行气，降不足之火在于滋阴，这是很有意义的，是一个临床医生非掌握不可的。

丹溪治疗实火，一以苦寒直折，一以辛凉发散，有时则寒苦辛凉兼而用之，这为后世银翘剂创立辛凉散表奠定了基础。对于火势上逆，他不再是苦寒猛下，而是采用降气之法，特别是用木通等药，使热从尿去，对后世湿热治疗开了先河，特别是"四物汤"加知母、黄柏；或加龟甲；或加马胫骨，如见阴伤，更是黄芩、黄连都不用，而用胫骨，对温热救阴，后世温病家也折服。

吴南京分析：

热病易伤阴，所以治疗温热病一定要时时照顾阴津。朱丹溪经过他多年的临床治疗实践，结合前人的学术经验，已经深切地知道治疗热病首保阴津，这也许是后学为什么会说他是滋阴派的原因吧。看历史人物，不能以当前的眼光去对待，我们现在已经系统地学习了"温病学"，已经清楚地知道温病的治疗规律，但如果我们把思想回到丹溪当时的社会背景，才能明白。

治疗温热病和治疗伤寒一样，一是散邪外出，二是保护身体正气，不同的是伤寒是扶阳气，而温热是扶阴津。治疗上也一样要审身体正气的强弱和邪气轻重两方面的问题。伤寒越重，阳气之伤就越严重；温热之邪越重，耗阴津就越厉害。治疗寒邪之初以麻黄汤等祛寒外出，正虚则用四逆、理中辈以救阳；治疗温热病亦相同的原理，病之初，正气没损应急急祛散外邪，阴津亏虚自应用甘寒、咸寒之药以扶阴津，丹溪用白马胫骨就是用血肉有情之品以填阴液，这是治本之道。

另外，丹溪是刘守真的再传弟子，他全面地继承了刘氏的火热学说。刘守真说"六气化火"，丹溪从中体会出"六郁化火"。郁，是阻滞不通之意。感受温热之邪，如能通流不滞，自不会让人受病。但是郁治不畅，难以外散则留于体内使人生病。所以治疗温热之邪之初得用苦寒以折热势，辛寒以散郁结之热邪。这种治法刘完素说提及，但不深入，也不完善，丹溪进行完善和深入。特别是见火邪上逆的祛邪外出之法，丹溪知道火是无形之邪，得附于有形之物，于是通过二便以祛邪。《伤寒杂病论》以承气类以使热从大便出，而丹溪则用木通等以使邪从小便走（从丹溪治病的医案上来看，他用大黄的病例也较多，自非仅以利小便，是因为丹溪生活在义乌，地处江南，多湿多热之地，使邪从小便走，更符合临床实际）。

笔记39：谈温热病治疗的汗法

汗法，是指通过发汗治疗疾病的一种方法。受外寒《伤寒论》中用麻黄、桂枝等辛热发散药发汗；而温热病的汗法有不同之处，因温热病感受的是热邪，是热结于内引起气机不通造成邪不外出，所以温热病的汗法应用辛凉发散，因热还要加用苦寒清火。比如热邪较重，单用辛凉发散难以取效，得辛凉和苦寒合用，比如桑菊饮加石膏、黄芩等为治。

温热的汗法，确切来说是散法，这是针对病性初浅之时的治疗，因为温热是感受热邪，化热快，所以见热势重，病虽在初浅之时，也有必要在辛凉发散的基础上加清热药以折其火势。但初起时清热药量不能太过，以免使邪气内陷，任应秋说治疗温热病，"白虎汤"不能过早用，就是因为寒凉太过易引邪内陷。但如不清，邪又易向营分发展，总以辛凉为主，苦寒为辅。

吴南京分析：

温热病是热邪，易伤阴津。汗法一样会伤阴津，所以治疗温热病，先人所说的汗发，不是指用发散药发汗，而是指使邪外散。肺主皮毛，又主一身之表，汗法不外是使邪从肺卫而外散。伤寒也一样，所讲的汗法，也是让人微微汗出而已，而不是指大汗淋漓。治疗的目的是使汗孔开，让邪能外散。

邪气内结，必要散开才能外出，这就有内散和外散之分，辛药能通、能行、能散，所以散邪之药必是辛药。内散在于药味偏重，药性趋于内的药，外散则用药质轻、气味俱清之药以达表。比如寒邪之性凝滞，受寒会让人气血凝滞不通，所以用辛温的桂枝能温经散寒，并能通脉行血以为治。血遇热则行，温热之邪本就会使血妄行，用辛药必要用寒凉之性。《温病条辨》说温病初起用"桂枝汤"为治，有人当笑话。笔者认为不能迷信于伤寒，桂枝汤中虽用了桂枝和生姜两味辛温药，但方中还有炙甘草、白芍、大枣三味滋阴和营之药以扶阴。柯雪帆说学伤寒的人要向温病学人学习，不能把桂枝汤治疗温热病当笑话，这话是很在理的。因为温热病的治疗首保津液没假，但总的病机是热结于内不能外散，且要考虑阴津的耗损问题。先贤是授人以法，而不是授人以方，如果仅仅局限于桂枝汤中的生姜和桂枝及辛温之药上，实难以理解汗法之精要。

总之，温热病的汗法是散法，散邪外出之法。用药以辛凉和苦寒为治，热重则苦寒为主，透散不力则以辛凉为主，笔者治疗温热病（比如西医学呼吸系统感染，不再是以传统的"银翘散"或"桑菊饮"治疗，而是在其基础上加黄芩、益母草、苍术、滑石等药，因为笔者地处江南多湿之地，见温热病多与湿合邪，单纯用辛凉散邪不效，用苦寒折热亦不行，而是使温热之邪和湿分消之，才利于邪外透）初起就用苦寒之黄芩等药，不外江南多热，也有不时以黄芩、黄连伍以生姜之辛温之药，还是因为湿为阴邪，无温不化。

笔记40：温热病清法的应用

清法是针对内热太过而用辛寒、苦寒清热的一种治法。

病初起邪在表，用辛凉外透，但热邪重，虽在初起之时也要在辛凉之中辅以苦寒。但内热已成，则得用清法。戴天章认为发汗为清，发汗是外解，清发是治内，性质不同。但内热重还没见积热可下之时，应用清发需加辛凉透表和苦寒攻下，使热速祛，使邪在卫表之时急速解决。

温热病和伤寒不一样，伤寒是寒邪、阴邪，化热慢，所以未见明显积热不用清法，见白虎四大症才能用清法，而温热病化热速，一见热就要马上用清法，否则热邪积郁太过而入营分。叶桂虽说入营也可透营转气，但总比邪在营分之前解决要难，比如邪在营卫之间，可石膏、黄连、黄芩等合用，解卫清营速透外出。

吴南京分析：

清法，是针对身体内积郁热邪的一种治疗方法，通俗地讲就是清泄热火之法。温热病是热邪，清法是治疗的必用之法，但清法的应用有阶段性的区别。热邪初起，热结虽见但不严重，传统温病学认为是在"卫分"，这是治疗的关键，急速祛邪外散，用清热药得以清轻之药为用；随着病情的加重，热结已经形成，但不严重，临床见高热不退、烦热、汗出、脉洪等症，治疗得以生石膏等药为主，但还需加用清轻之药以散邪（笔者多以生石膏为主药，加用桑叶、菊花、黄芩、益母草、滑石、竹沥、薏苡仁等药，多能解决问题）；热结加重，见高热不退（此时多见大便不畅），叶桂称用大剂清气分之热药以透营转气为治，但笔者从临床角度分析，不如直接用通下之法以治为好（笔者以大剂生石膏为主药，辅以生大黄、厚朴、枳壳、桑叶、薄荷、黄芩等药为基础方来治疗，效果理想）。

热结很严重，患者见高热不退，不时挛急，角弓反张，《内经》所说的热淫用咸寒为治，药用犀角、羚羊角等咸寒药。我二姐20多年前的流行性乙型脑炎（乙脑）全靠"惊风丸"救命，不外是咸寒之药的作用，但笔者从医后治疗数例类似的患者，全以大黄、生地黄、益母草等药的变通承气汤为治，效果更显著。所以见热结严重的病情，急速祛散内结之热邪，是最有效的方法。但要审患者的元气，如果见脉虽急速，但重按无力，这是内元已虚，攻下之法还得加用人参以扶元气，否则下之则死。

所以对温热病的清法应用，不能一见热就乱用黄连、栀子、板蓝根等一派苦寒猛下。得先审病情的轻重程度，审患者的元气强弱程度，总之见病以早治为好。如果病情初起就猛用苦寒，反使邪气内陷不出；如见热结严重须攻之，还用辛凉之轻剂，也一样不能应付病情。特别是见高热不退之时，虽说现代社会有输液的急救津液之法，但一样要考虑阴津的亏损问题，特别是脾胃的运化问题。切不能一见热就用寒凉之重剂而更伤脾胃，脾胃不仅运化水谷，也一样运化药物。

笔记41：温热病的下法

温热病，邪热内结，身体气机不畅，所以攻下祛热是有效的解决之法。伤寒用下法要慎重，因寒邪伤阳，过早用下法阳气更伤，使邪内陷；而温热病邪则要早下，如见壮热就要用下法，内腑通畅卫表才能通。有时见壮热治以清热不应，果断下法，反而见汗出邪解。

所以治疗温热病要细审腑气通畅程度，如有必要马上用下法，让邪有出路。

应用下法治疗温热病，不能见《伤寒论》中的"承气汤"症才用，而是一见舌中部和根部的苔开始变黄，或胸腹有痞满表现时候就要用通下法。

温热病用下法不是为了下燥屎，而是为了让邪有出路，因为温热病，特别是瘟疫是火热毒性极强的热毒，必须果断用下法逐邪。所以先贤说治疗温热下法要早，当然不是一开始就用下法，而是一见热结就用下法。

吴南京分析：

下法，传统中医可以理解为通大便的方法，但笔者认为是促进病邪从下出的方法，比如利尿、排月经等都可以称为下法。利尿和下法是一样的，不外是一从大便祛邪，一从小便祛邪，都可使六腑通畅。胃和大肠属阳明，对应于脾和肺的太阴，而小便是小肠通心，一样是讲六腑通降的问题，只是见大便结秘则通大便，见湿阻则利小便。另外，如见妇人时值行经，促进月经外排，也是一种下法，笔者临床治病过程中，常见妇人月经期间感受外邪见发热者，用益母草、泽泻、牛膝诸药为治，随着患者的月经通畅，热邪亦一样的随之而解。所以下法不能局限于通大便一法，而是能促进内结之郁热从下排散的都可称为下法。

下法必定是能促进气机下降，所以针对内热严重的病情，必须见到热结之邪已有上逆之势才能应用。但不只是昏迷不醒才称为上逆，而是见上焦和中焦郁结不通，气机不能下降也可称为上逆。比如治疗肺炎见热结于内，又见腑气不通，此时承气下法和宣肺清透合用，随着大便一通而见汗出热退，病情随之而解者常见；亦有见肺炎痰湿闭阻严重者，用利尿和胃、祛痰湿和宣肺清透之法合用，随着小便的通畅，肺病也随之而解者常有之；更有妇人月经期间受外邪而见月经停发热者，用辛凉通血之药以排月经，病情亦一样随之而解。

由是可见，下法不仅指通大便法，而是指促进内结之邪从下排泄之法。但针对温热病的治疗，要注意时机，病初起，热结没成就用下法，反使气机下陷，让邪不能外散，这是误治。所以先贤虽说温病下法要早，这个早不是一见温热病就用下法，而是温热病一见热结才能考虑用下法。但也仅是考虑用下法，而是要视热结的程度而定，切不可乱下。

 ## 笔记42：“承气汤”用于伤寒和温病的比较

外邪入里化热，要用承气汤通腑泄热，所谓承气，是指热结于肠胃，胃气不顺，气不能下承。《伤寒论》有大承气汤、小承气汤、调胃承气汤。从这三个药方中可以看出，治疗伤寒的重点用药在于枳实和厚朴，而治疗温病的重点药在于玄参和生地黄等养阴凉血药的结合。虽说都是让邪有外出之路，但伤寒用承气是从邪气方面着手，而温病则从正气方面着手。

寒邪伤阳，虽说寒邪入里化热，但治疗总要顾护阳气；而温热之邪伤津，所以温热之邪的承气也就时时照顾阴津。叶桂说温热治疗和伤寒大异，且不说初期的辛温和辛凉区别，后期的育阴和温阳的区别，就是中期的内热治疗用承气汤也不同，这是值得思考的问题。现在有很多人因尊圣，力抑叶桂，这样的争辩实无意义。

吴南京分析：

承气法在伤寒和温病的应用，一定要从组方用药上去研究。伤寒之承气以通气为主，而温热的承气以清热为主，这是有本质区别的，千万不能因一个"承气汤"的药方之名而把这两种承气之法画上等号。因为这里所讲的承气，不是一个药方，而是一种方法。

伤寒之用承气以厚朴、枳实之通气药为主，而温热病的承气则以生地黄、玄参之清热生津为主。寒则伤阳，阳主温煦，用药过阴则阳更伤，所以重用厚朴、枳实以通气降腑，辅以大黄泄热，这是"急下存津"之义，其主要意义在于祛邪以扶正；而热则伤阴，主用生地黄、玄参以育阴，辅以大黄通下泄热是保津以通降。所以同是承气之名，本质大异。

从《伤寒论》的"麻黄汤"到"大青龙汤"到"白虎汤"再到"承气汤"这一路看下来，可以知道病情由轻到重的发展过程，是先受寒失治郁而化热的过程。而温热病的发展也可以从"银翘散"到"白虎汤"再到"承气汤"的发展过程，理解为失治化热的过程。但从病邪的本质上来看，一是寒邪，一是热邪。伤寒病之初治以温，而温热病之初治以寒凉，温热病发展到要用承气法时，津液必已有所耗损，所以治疗必以增液为主。但当今有输液之治，伤津不会像叶桂在世时严重，但因感染病发热而见大便不通的情况还是多见，通过输液不一定能解决问题，还得通过大便的畅通才能让内热得以祛除。笔者从临床实践分析，不仅是大便不通，还有湿阻，治疗必要运中化湿和通腑泄热结合为治才能有效，这是时代不同造成治疗方法也得有所变化。主要是因为温热病的发热耗散了元气，使气化不利，加上输液使体内大量的水湿没法运化，湿邪闭阻而腑气不通，所以见经大量输液而大便秘结不通的内热，一定要先审舌脉，看有没有湿阻。

湿热互结的大便不畅很常见。

笔记43：战 汗

战汗不是服用辛热药而发汗，温热病因热邪伤阴，始终是禁止发汗的，所谓汗法是指让邪从表去而已。战汗是指身体虚弱无力祛邪外透，通过养阴扶阳，元气充足，汗出而把邪气驱除体外。叶桂说"若其邪始终在气分留恋者，可冀其战汗透邪，法自益胃令邪与汗并，热达腠开，邪从汗出。"因为病邪不是很严重，体质又弱之人，邪未深入不可用清泄和攻下，否则邪反内陷。

战汗之法，不仅用于温热病，伤寒体弱也一样。朱震亨治一老人，饥寒作劳而伤寒案，也是以补气温中扶阳法，待老人元气充足自汗而解。因伤寒所以治以补气扶阳，温热病因伤阴伤津，所以吴鞠通用地黄、甘草、麦冬等（复脉汤）养阴扶正，正气足而战汗而邪外解。

战汗一法，针对身体虚弱，元气不足而设，果真瘟疫，疠气深沉，变症快，还得以通里外解。总原则是让邪外透。

吴南京分析：

战汗一法，是指身体虚弱到无力祛邪，通过扶补身体元气，元气充足到一定程度而祛邪外出之法。常见一些身体素来虚弱之人，因天气变化，人见筋疲力尽，但不见发热等症状。服以"小柴胡颗粒"而见汗出，人的精神亦随之而恢复，这也可以理解为战汗。

战，是斗争之意。外邪受之，身体的正气必定会与之斗争，但正气不足则不能祛邪外出，所以要扶养正气以促进身体的祛邪抗病能力，所以称为战。汗是指邪从外散之意。

体弱伤寒有"桂枝汤""小柴胡汤""麻黄附子细辛汤"等，如见身体虚弱到无力抗寒，则用"理中汤""四逆汤"等。前者扶正祛邪合用，后者则是纯扶阳气以祛散寒邪。

治病之要，先审元气的强弱，《内经》云"正气内存，邪不可干"，充分说明了治病之要旨。叶桂说战汗之要在于"益胃"，益胃之法自是扶正之法。脾胃为后天之本，胃强则生化有源，正气自足，所以能驱散外邪。

大学教材《方剂学》中的扶正解表剂，还有补益剂的扶补元气等药方，结合叶桂的战汗之论，自能明白战汗之理。但温热病的战汗之法，是因为温热之邪一直留于气分，说明病邪不是很严重。否则不可能会一直停留在气分不深入，但气分之症也见发热，说明人的正气还是很虚弱，果真是正气虚弱，也不可能会使邪气一直留于气分，但因为一直发热阴分必伤，所以吴鞠通总结叶桂之经验，复脉养阴以扶内，使身体有抗邪祛邪之能。

笔记44：一代名医叶天士创见颇多

叶桂是清代温病学四大家之一，他对温病学的理解自不必多述，他对中医学各科都很精通。他在三十岁前先后从师十七人，其中有周杨俊、王子接等名家。他补充李杲详脾略胃，提养胃阴而主通降，阐述妇人胎前产后、经水适来适断之际所患外感病的证候和治疗方法，对中风是身中阳气变动之论，久病血脉痹阻的久病入络说，等等，创见颇多，值得学习。

叶桂学究天人，对温热病的治疗创卫、气、营、血辨证论治方法，把温热病的治疗形成系统化。大医之大，在于他知识面的渊博。现在有些人动不动就是仲圣怎样，要么某某派。所谓的派别之争，其实可说他的见识面已经是很局限的了。叶桂并无派别之争，无门户之见，取各家学说为己用而成就一代名医。

治学无捷径，在于务实。

吴南京分析：

叶桂的成就在于他的务实和刻苦，可惜很多人一直在找医学的捷径，都在想一夜成名以便于赚钱。要知治学无捷径，基础是根本。

叶桂对中医学说的诸多创见和新说，很多人难以一一理解，但从中医基础角度是很好理解的。比如他所说的补奇经之说，见所用之药不外一些补肾之品。督脉统一身之阳，任脉统一身之阴，都是肾中阴阳两气的主要通道而统一身之阴阳，所以补肾就是补奇经。

妇人经水适来适断之时的外感病治疗，亦不外是阴阳两气变动之时的外感，经水适来之时是阳气大旺之时，而适断之时是阳尽而生阴之时，从阴阳两气的变动去理解自能明白其大要。

久病入络用虫类药为治的方法，以取虫的走动之性，还得要考虑身体元气亏虚的一方面，因气为血之帅，阴血亏虚则血脉不充而失畅，不能因叶桂的这句话而乱用虫类药图耗正气。

所以对前人一些创见性的医理阐述，不能片面地以一句话来理解，而要结合其他医家的一些学说进行全面的理解。迷信于张机之圣人地位不可，但迷信于叶桂的名望，也一样是局限。特别是《内经》《难经》等典籍，一定要精研，要不难以理解前医的成就。

笔记45：妇人病，以调经为先

妇人是指育龄女性，女人能生儿育女是以正常的月经为前提，所以治疗女人的疾病，一定要细审月经周期的变化问题，如果见病治病，未考虑女人的月经问题，可能此病未愈，又生他疾。正常的月经是一个女人的健康标准之一，古人把妇科单独立科，就是因为女人有胎、带、经、产等不同于男性，所以治疗时亦要

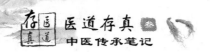
顾及。

月经正常取决于身体五脏平衡和元气充盛，如果见五脏不平、元气不足，月经为之而变化生病变。治疗内科、外科、皮肤病等疾病时，只要是一个育龄女性，在治疗过程中一定要顾及月经情况，这是一个为医者基本的常识。因此，一个真正的中医一定要精通妇科，不通妇科，有很多疾病无法治疗。

吴南京分析：

就女人的生理特征来说，在月经没来之前的年龄段属于儿童，说明五脏全而未充实，所以治疗时当以儿童来对待；从月经初潮到绝经期间的年龄段是育龄期，亦是医学上能称为妇科病的年龄阶段；绝经以后，说明五脏已虚，是老年人的特征。

妇人的月经周期变化，是身体阴阳两气的变化。经期是阳极转阴；月经干净后，奠定精血物质，是阴长期；排卵期是阴极转阳；排卵后是阳长期。这是女人月经周期阴阳两气的变化规律，月经周期正常，说明身体健康，这是一个标志性的问题。所以针对育龄期的女性患者，不论什么病，一定要考虑到这个周期的变化规律。叶桂论女人月经适来适断之时的外感病的治疗，其中的变化规律，就是这阴阳两气的变动规律。张介宾的《妇人规》对肾气和女人生殖生理等问题也进行了很全面的阐述，都可以结合参考。朱震亨说求子以调经为先，也不外是因为月经周期的正常体现人身体的强健。

时下见很多医生治疗月经病，一见先期视为血热，治以一路寒凉；见月经后期就视为血寒，治以一路温阳。殊不知这阴阳两气的变动有不及和太过之区别，另外，还有痰湿闭阻、血瘀闭阻等诸多问题都会直接影响女人的月经周期变化，切不可以血热为先期、血寒为后期机械地对待治疗。

另外，还有很多医生见胃痛治胃，见关节病治关节，从不去理会月经周期的变化问题。要知，人是一个有机整体，有时很多疾病虽然看起来完全不相关，只要细细分析，会发现月经周期的变化和疾病的变化有密切的关系。

总之，治疗妇人的疾病，不论是什么病，一定要细问月经的情况。

笔记46：医林怪杰王清任对中医学的贡献在于对瘀血的理解和治疗

　　活血化瘀的治疗方法，早在《伤寒杂病论》中就有"桃仁承气汤""大黄䗪虫丸"等名方传世，但对于活血化瘀的治疗方法和瘀血致病的病理等问题，是王清任进行了系统的研究、整理并形成体系，对中医学的发展起到了巨大的作用。西医学依靠科学技术，证明很多疾病的确是因为血流不畅的瘀阻所造成，从而证实了王清任瘀血致病理论的科学性。

　　中医学的瘀血问题，并不单纯指受伤瘀青的局部瘀血，而是泛指身体内在的血流不畅。这是一个广义的说法，从西医学角度理解，属于微循环障碍。微循环障碍不仅是很多疾病的病源，也是一种病理产物。中医学的活血化瘀法有利于微循环的血流加速，从而取得理想的治疗效果。

　　王氏对于解剖学进行了改错，由于时代所限，认识尚浅，但看事物要一分为二，要以历史发展的眼光来对待。

吴南京分析：

　　王清任对中医学的贡献，主要在于对瘀血的理解和治疗，以及制订数个有效的解决药方，直到今天还显示其强大的生命力。

　　王清任对瘀血的理解，主要是"气为血帅"的理论，从气能统血的角度理解，组方用药从气血两方面进行，一是气滞血瘀，一是气虚血瘀。气滞血瘀以理气活血为治，代表方为"血府逐瘀汤"和"通窍活血汤"；气虚血瘀以"补阳还五汤"为代表方。其中血府逐瘀汤以桃红四物汤为基础，加牛膝、枳壳、桔梗、柴胡、甘草。从方中可以看出，用牛膝的降和柴胡的升来升降气机，加枳壳理气以促进血行；而通窍活血汤以赤芍、川芎、桃仁、红花、大枣、生姜、葱白、麝香等药组成，特别是方中生姜、葱白和麝香三药的应用，促进郁滞气机的开泄，从而促进血行通畅。补阳还五汤以大剂黄芪为主要用药，伍以当归、赤芍、川

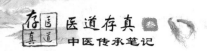
芎、红花、桃仁诸药，大剂黄芪的应用，体现了补气运血的正确理论。

另外，还有数个活血化瘀的药方，但都是从正虚和邪实两个方面进行立论，正虚的血瘀以大剂黄芪为主要用药，而邪实则以理气开窍和活血伍用。从王清任所制定的近二十个药方中的用药规律来看，活血药应用频率最高的是赤芍，而不是桃仁和红花。赤芍性凉味辛，能行血亦能凉血。这是因为瘀血多有化热之象，所以治疗瘀血之证，除了考虑气血通畅，还要考虑到瘀久化热的问题。笔者应用于临床治疗，见瘀血脉弱，亦取王清任的思路为治，以大剂黄芪为主要用药，但考虑瘀血化热则用益母草，因为益母草还有较好的利湿作用，江南多湿，用益母草更合适些。活血药多有燥血的不良反应，王清任的血府逐瘀汤用生地黄、甘草以养阴血，而江南的湿，笔者则易为菟丝子、党参等药为制。用于临床，多能应手。

笔记47：唐宗海的"血证论"

唐宗海注重中西汇通，是中国首批提出中西汇通的人士之一。唐宗海自学医后，父亲患血证多方求治无效，开始潜心研究血证，经过11年的努力，写成《血证论》一书。集血证诊治之大成，创立止、消、宁、补四步治疗大法，至今临床医生治疗血证还一样遵循唐氏之学。但由于时代局限，对于中西汇通方面尚有些不足。

唐宗海治疗血证，以阴阳、气血、脏腑立论，而不单纯的见血止血。治疗出血的止血、消瘀、宁血、补血。出血要止血为上，留得一分血便是留得一分命；但止血后体内必有瘀血，瘀血不化新血不生，并且化热而变症百出，所以血止后要消瘀；瘀血化净后要考虑再次出血的可能，所以要宁血，使血宁定不妄动；最后是补虚，因出血必损体，所以要补虚。

吴南京分析：

出血的原因颇多，有瘀血化热出血，治疗当消瘀宁血，瘀血去则血自止；有气阳两虚不固血，治疗之要在于补气温阳，气阳足自能摄血于脉内血自止；有热毒迫血妄行，治疗当清热凉血消瘀。治疗切不可见血止血，动不动就是大剂炭类药和一些收敛止血药为用。见血出而强行止血，则离经之血郁阻体内必会化热，热积到一定的程度一会耗伤元气无以摄血，一以迫血妄行，都会引起再次出血。有人见妇人月经淋漓难止，起手就是涩血收敛为治，一剂猛药下去血止，患者开心，医家以此示高明。但不久反见血崩不止，如是数次，患者大失血，气亦随血而去，最后气血两虚身体难复。

或有一见出血就定为血热，大剂生地黄、玄参等寒凉猛下以凉血。血遇寒则凝，大剂寒凉自能使血凝滞不通而见血止，但不知此种止血是使血凝滞而已，日久必定会化热而再次出血。

先贤有"独参汤""当归补血汤"等气血摄血之剂以示气能统血之要，切不可见血止血。

治疗出血之要，必先审证求因，见脉数、舌红的血热之症的出血，再治以参、附之补气温阳之剂，这是火上浇油；但见脉弱、舌淡之气阳不足之证，再治以生地黄、玄参之寒凉之剂，也是一样的雪上加霜。

另外治疗出血，还要看出血的部位，上窍出血和下窍出血之机制多有不同（虽不能说全部，但大体上窍如吐血、咳血、鼻衄等多为气逆为患；而见尿血、妇科崩漏、便血等证，多是气陷失升为患；发热不退的皮肤瘀斑，则是血热妄行），所以治疗亦必须细细分析。但唐氏之治疗出血之证，是治疗之常，临床之变则要随病而变。知常达变才能治疗血证，治疗其他疾病也一样。

笔记48：曹家达从临床治病的角度理解《伤寒杂病论》实是别开生面

曹家达（字颖甫）是抗日战争爆发前一位很有成就的中医大家，他不仅医术精深，并且对中医教育事业也很有贡献，他的弟子们水平都较高，如秦伯未、章成之（字次公）等现代中医学家。曹先生很有气节，抗日战争时期，江阴沦陷，日本人想让曹家达为他们做事，他始终不屈不挠，最后殉国而死。曹家达一生精研《伤寒杂病论》，并应用于临床治疗，效果很好，他所著《伤寒发微》《金匮发微》，内容很好，值得一读。

曹家达研究《伤寒杂病论》的方法与很多人的空泛之论不同，一切从临床实际出发。他的学生姜佐景搜集了100多个临床病例，整理出《经方实践录》。从曹家达的验案可知，他对《伤寒杂病论》的理解不是教条性的，而是结合自己的临床体会来注解。实事求是，注重临床，实属难得。

但他对叶桂（字天士）的一些评论有些过激，否定温病学。

吴南京分析：

曹家达是一位对《伤寒杂病论》研究颇为精深的大家，他从临床治病的角度理解《伤寒杂病论》实为别开生面。但他大力批评温病学的成就，不免有些过激。

自温病学说产生后，直至今日还处于不断争论的局面。很多崇尚于伤寒学说的医家，不遗余力地批判温病学说。从曹家达的病案中，就有些是采用温病学说的思路在治疗。但细想当时的社会，外敌入侵，外国的文化涌入中国，国民的思想处于一片混乱，医学界也一样，还有人提出废除中医。此时此景，的确有必要尊圣以稳人心，这或许是曹家达在用心良苦地批评温病学说的原因吧。因为从他的弟子秦伯未等对温病学说都很认可，对温病学说的研究也很深入（见秦伯未的医学讲稿）。

大医之所以大，不外是爱国之心。曹家达作为一个医者，为了民族气节而就义，这样的精神的确是大医。他研究伤寒，也从不盲目跟从，也不太理会那些条文是不是张机（字仲景）所写等问题，而是一切从实际的临床治疗需要去研究，把伤寒方用于临床的加减变化，灵通不滞，时而结合温病学说的一些内容，使兼而有之，切不可因为他对温病学说的一些微言，否定他对温病学说的理解和研究。从他的病案中可以看出，他亦是一位温病大家。

治学之要，切不可盲目深信于别人的惊人之语，也一样不能迷信于自己的成见，而一切都是为了治病的需要，这样眼界才能更开阔。

笔记49：任应秋的治病特色以信息丰富、思路开阔为特点

　　任应秋从事中医研究、教育、临床50余年，成果卓著，享誉全国。他的治病特色以信息丰富、思路开阔为特点。他任教30余年，在本科教育中创立了《中医各家学说》必修课程，对中医教育事业起到了很大的推动作用，这得益于他学识渊博、认真求学的基础。他早年从学当地名医刘有余，1936年在上海求学期间又师从曹家达、陆彭年（字渊雷）等人。

　　任应秋为笔者师公，他是师父陶广正教授的导师，他系统、全面的中医知识，是我们晚辈学习的榜样。他所编写的《中医各家学说》教材先后四版，第一版是没有流派之分的，可是后来的版本就开始出现了流派。我总认为中医的发展本无派别之见，不外于不断完善补充的过程而已。如有派别，必有局限性。一管之见。

吴南京分析：

　　所谓的中医派别，不外说明了某些学者在研究类似的医学问题，把这些学者的医学成就集中起来就称为流派。比如刘完素是一位对身体五脏功能系统研究很有心得的人，他的弟子李杲在他的基础上更深入的研究，加上李杲的弟子等人对五脏的研究成果，把这些人物和成果等结合一起称为易水学派，刘完素为易水学派的创始人。如朱震亨是刘完素的再传弟子，他不仅全面继承了刘氏的火热之说，并且还融合了张从正的攻击论、李杲的内伤论等内容，结合自己的长期临床实践，对医理提出了一些新的创见。他的弟子在其基础上又进一步研究，由是形成了丹溪学派。所以说，所谓的学派，主要是医家在临床治疗过程中发现了一些新问题，提出了一些新观点，逐渐形成了一个新学说，这是中医发展史上的一个

完善和补充的过程而已。千万别开口就说某人某派。

任应秋编著《中医各家学说》的教材，从其内容上来看，主要是把中医学发展的几个里程碑式的重要创见学说，进行了归类阐述。这样做，主要是使学者能提纲挈领地对中医学发展的历程有一个较全面的把握，以便于学习。这才是开创《中医各家学说》课程的意义，如果仅仅局限于某流派，思想必定会混乱，难以理会中医，也难以从一个更高更广的角度去把握中医。

《中医各家学说》和《中医发展史》不同，发展史是以时间为主线，而各家学说是以学术特点为主线，所以学习时切不可把这两门课程混淆。

笔者的师父陶广正教授有时也会谈及任应秋的一些事迹，再从他的病案中看其临床治病特点，从不泥于某家之言，从医案上看他所编写的教材自能明白其良苦用心。

下篇 病案分析

 笔记50：外感时邪

★咽炎

纪某，男，52岁，杭州市人。

发热，恶寒，咽痛，胃痞。西药治疗三四天，体温反复发热。见舌绛，苔滑。脉弦数浮。

金银花30g	连翘20g	黄芩20g	紫苏叶20g
厚朴20g	茯苓50g	益母草30g	党参15g
生石膏50g			

虽说咽炎，总是外感引起。因素体脾虚，输液一用而伤脾胃。炎为热毒瘀阻，清解而不加以活血不为治，所以清热解毒基础上加益母草。苔未黄，邪在气分，重用石膏清气分之热，更加和胃化湿之品，以击热毒药之根。

吴南京分析：

本案患者，见胃痞、苔滑，有明显的湿阻中焦，外邪和内湿相合，一定要进行分消。

用金银花、连翘、黄芩、生石膏解热毒；紫苏叶、厚朴、茯苓消痰湿；紫苏叶、厚朴散邪外出；因内湿和外邪相合，热毒瘀结明显，必要活血，用益母草活血散结。

本病看似简单，但内湿和外邪相合邪，必要内外同治，单纯散邪解表，反更伤阳气，内湿更重。另外，因为外邪没散，所以清热解毒药应选择具有透表作用者，苦泄清热的药要少用。过用苦寒，会更伤中焦阳气，中焦阳气受损，内湿不化，外邪更难祛散。

本案虽有外感，但内在的热毒明显，所以治疗的重点在于解内，所以祛风散邪药不能重用，稍用些紫苏叶，内可化湿，外可散邪。

★高年外感

沈某，女，70岁，衢州人。

受风寒三天不愈，转至杭州大医院治疗，住院1周，病情加重。见患者精神困顿，不时神志不清，大便不通，发热不退。舌淡多津。咳痰。脉沉弦。

苍术30g	厚朴20g	姜半夏15g	茯苓50g
生黄芪50g	干姜15g	黄芩15g	鱼腥草30g
芦根30g	麻黄10g	桔梗10g	鸡血藤30g

高年外感，输液过度，以使元气不支，痰湿闭阻而无力祛痰外出。治疗以补中宣外。痰闭发热毒，排痰为保命之要务。用麻黄、芦根、桔梗、鱼腥草合用以合力排痰，补气运脾以绝痰源。病虽见有危机，但麻黄还得重用，此以祛痰保命之法。

吴南京分析：

当前治疗感冒，不论风寒风热，都是统统大剂抗生素输液来治疗。

输液，对于热毒炽盛自可救津，但对于受寒外感，再加输液，不外于雪上加霜，更伤阳气，使病邪不能外散。本患见舌淡多津、咳痰、脉沉弦，一派痰湿闭阻之象，自是因为过度输液伤了阳气，使气化不利，痰湿内生。痰湿之性黏滞缠绵，敛邪不出，才使发热不退。本人以苍术、厚朴、半夏、茯苓、干姜等药大剂为用，以祛内湿，再以麻黄散邪于外。这是治疗内外合病的分消之法。患者的大便不通，是痰湿内阻，气机不通造成，切勿以承气汤来攻，如用承气汤来攻下，反使阳气更下陷，痰湿更不能祛除，外邪更不能疏散。

患者药后二便通畅，热通而安。因患者的儿子亦懂中医，见人重用麻黄10g于一个高年之人，恐药力太过，会发汗过多以伤人。但没想到患者药后只通利二便，而无汗出，很是意外。

其实邪已入里，体内的水湿阻滞才是主要病机，痰湿一排，气机通畅，阳气自布于周身，加上大剂黄芪补肺气，使气足而能祛邪于外，麻黄之用不外于宣通肺气而已，而不是发汗之专药。

麻黄之发汗，在于和辛散药合用，方中有大剂黄芪补气，又有芦根、鱼腥草之凉药在用，区区麻黄又怎能发汗呢？

治湿，在于疏通三焦，麻黄、桔梗宣上焦之气闭；苍术、厚朴、半夏运中焦之滞；茯苓渗透下焦之湿。这是三焦分利法，而不是为了发汗。

★外感高热

盛某，男，12岁，东阳人。

上体育课受风寒，发热恶寒，服清热止痛药，汗后体温稍降，过会又反复升高。住院检查一切正常，西药治疗七八天，依然高热不退，体温达39.5℃。见舌红无津。脉细数。

党参30g	生石膏50g	麻黄10g	知母15g
丹参30g	生甘草15g		

反复高热，气阴并损，此以外感化热，用白虎加人参汤，更加麻黄以透内热，一剂药后稍汗热退。减麻黄石膏用量，再服一剂，热退而安。再治以沙参、麦冬、党参之属以善后。

吴南京分析：

12岁小儿，虽说已不会像婴儿那样元气未充，但总是儿童，五脏元气自不如青壮年。上体育课，汗出当风，最易受寒。但一样要考虑运动汗出津液丢失，从中医学角度来理解是虚证，如受外寒，理应用桂枝汤为好，我在山村生活时，见村民劳动汗出后，又受风寒，多用红糖煮生姜服用，亦是一汗而解。桂枝汤以养内而散外，红糖生姜汤，亦是用红糖之甘养内在之营分，用生姜散外寒，都是养内散外之治。

而现在药店里的清热止痛药，只有发汗散寒的作用，而不能养内在的正气，这是有本质区别的。发汗药于过发汗，更伤元气，元气虚则无力散邪外出，所以高热不退。寒邪郁久化热，已见伤津的舌红无津、脉细数，但外邪还没解。治疗上当以大剂清热养阴补气以扶内在元气，同时加麻黄以散外邪。

《伤寒杂病论》中，"人参加白虎汤"以治内热伤阴，而"麻杏石甘汤"则是以清内散外为治。而本患则是内有热而伤阴，但外邪又没散，所以用两方化裁为治。

《伤寒杂病论》中的药方，自宋代后，社会地位一直很高，造成很多从业人员对其中的药方过度的迷信，整天唱着"经方"，要知经方也仅是给我们提供一个思路而已。《伤寒杂病论》仅仅是一部辨证论治的半成品书，里面还有很多的不足，对名著切勿过度迷信。

★外感湿温之邪

高某，男，17岁，金华人。

低热10余日，不时心烦，口渴，服三仁汤无效。舌红，苔厚腻。头晕纳呆。脉沉浊。

绿茶适量，午时茶颗粒1包，夏桑菊颗粒1包。混合，加开水 200ml，不拘时服用。

湿温之邪，不外湿为毒郁结而已。但湿、热、毒虽合邪一起，湿有偏重。用绿茶清利去湿，夏桑菊颗粒透邪解毒。然湿为阴邪，易伤脾胃，前医治以三仁汤不效，主要是邪没外透，治内不治外。午时茶颗粒和胃化湿，合上夏桑菊可加强透邪外出，又能防寒凉伤胃。

吴南京分析：

湿温，不外于是人感受了外来的湿热之邪。所以治疗湿温，一是考虑湿，二是考虑热，三是考虑邪从外来。所以治疗，一定要清利湿热，再散邪外出。三仁汤的主要作用在于和胃化湿，虽说通利三焦以化湿，但主要在于化内湿，散外作用较弱。

绿茶有很好的清利湿热的作用，江南多湿多热，所以常常开水泡饮。比如夏天炎热，雷雨过后，湿热之气从口鼻入，人会觉得晕晕沉沉，一杯绿茶喝下，人就精神抖擞。有时人见尿黄赤不爽，亦一杯绿茶就可解决问题。且绿茶于春天采摘，是茶叶的嫩苗，具有升发之性。另外嫩叶质轻，又能通透。性寒凉又能利水于下。气味芳香又能醒脾。所以一味茶叶就可以通透三焦。我母亲年迈，所以家里常备人参，但人参性温，我母亲吃后会上火，于是亦用绿茶和人参混合泡水喝。

不过绿茶总是性寒之物，水湿又为阴邪，所以治疗湿温，一味绿茶是不够的，得辅以午时茶颗粒以和胃运中，疏散风邪以使邪外散；加夏桑菊颗粒清热解毒、透邪外出。所以患者喝后，不日而愈。

本患的家长是我到金华行医时早期的患者，相识日久，我时常会和他沟通一些有关健康方面的问题，如些精小之方，有时实能起大症。

★疰夏

应某，女，39岁，东阳人。

每到夏天则四肢困乏无力，人一点精神也没有。舌淡胖多津，舌边齿痕。脉沉弱。拟补气和中。

五味子10g	党参30g	乌梅20g	当归20g
葛根20g	紫苏叶20g	苍术20g	陈皮20g
干姜15g	茯苓30g	补骨脂30g	生黄芪60g

夏天阳气外浮，腠理开泄，气虚之人，则虚上加虚，很多患者总觉得汗多不能补，不知不补则更虚。但夏日见虚，必要考虑湿邪内阻，气虚之人更要注意。

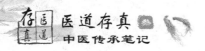

本患药后身体好转，因考虑药贵，未再继续服药。

吴南京分析：

疰夏，我老家称为"夏疰热"，指的是原来身体素虚之人，遇上夏天炎热，人会表现神疲乏力、精神困顿、头晕纳呆等症状的一种季节性疾病。

江南天气多变，夏天忽晴忽雨，湿热交蕴。特别是每年的梅雨季节，更是又湿又闷热。湿则困脾，热则耗气伤津。所以治疗疰夏不仅要补气敛阴，还要运化中焦之湿阻。夏天多热，还要考虑到湿热问题。

本患因见气虚有湿，没有化热，所以治疗以补气运中为主，辅以敛气生津。用五味子、乌梅两味酸收之药，合以葛根、紫苏叶两味散药，一收一散，使腠理得调。再用黄芪补气，党参养阴，使气阴得补。因湿邪困中，用紫苏叶、苍术、陈皮、干姜、茯苓运中化湿，使湿去而阳气通达四肢。

以前，百姓因为经济问题，平时很少进补，现在虽说生活条件好了，总觉得夏天人本来就会感觉没力气，所以也不以为意。有时人觉得恶心头晕想吐，才自行去药店买藿香正气水来服用。一喝藿香正气水，人觉得舒服，精神亦好转，就以为是治疗的专用药。不知本药只是运中散湿之药，针对夏天炎热的耗气伤津，非补养不可，只会越治越虚。但是让患者调理身体，总觉得夏天流汗，补药都随汗流光了，进补浪费。想想也很无奈。

★大头瘟

葛某，男，25岁，金华人。

头目肿胀，怕光，胃痞，呕。体温38.5度，便黏不畅，尿黄短。脉浮稍数。舌淡，苔滑腻，尖偏红。

紫苏叶20g	藿香20g	香薷15g	厚朴20g
苍术20g	黄芩20g	连翘20g	益母草30g
茯苓50g	薏苡仁30g	滑石15g	

头目肿胀、怕光是火气上逆，上逆之火得以清泄下行。本患湿热明显，应泄

湿化湿而退热。前医治以大黄泄热，岂不知泄热有分大便和小便之不同，见湿而泄大便，徒伤阳气，则湿更重，是以不效。但泄湿之道必要调中，因脾主湿。

吴南京分析：

治疗湿热引起的大头瘟，要看是湿重还是热重。李杲创"普济消毒饮"，方中用大量的清热解毒之药，是针对热重而湿轻。但本患则是一派湿象，治疗的重点在于湿，而轻于热。

患者热毒在头面，用药时须加风药，使药力上达于头。湿阻的治疗，一定要疏通三焦气机，风药疏肺外散、固燥和芳化运中，渗利药通下，湿去则阳气通达于三焦。因热毒为湿蕴而生化，治湿才是治热毒之根本，所以湿去则热毒亦去。但因患者湿重，所以疏肺用紫苏叶，而不用麻黄。另外患者有明显的头面热毒郁结，所以加黄芩、连翘、益母草以疏散解毒。

治疗湿热毒之瘟病，用药切忌过寒，因湿为阴虚，要从阳化，用药过于阴寒反更伤阳气，不利于化湿。治湿之要在于通利小便，而不是泄大便。膀胱主一身之表阳，利小便则膀胱之阳气通；泄大便则泄阳明之热。大头瘟如热毒过甚，自可用大黄以泄热毒，但本患是湿重，再说因外感瘟毒之邪，邪从外来，治疗自得散邪于外，治疗上泄以大黄，这是攻其无故，反使邪气更陷于内。

用大黄治疗尿阻体内，这是用于一些急症方面，比如尿毒症，因小便不通，急用大黄等泻药，使水湿之邪从大便走，这是一时的权宜之计，而不是治疗湿的正法，临床应用上一定要注意。

★手足口病

陈某，女，5岁，横店人。

嘴角、手指水疱，痒，体温38度。舌尖红，中根苔厚腻。医院输液三天不效。

黄芩10g	苍术20g	厚朴10g	连翘10g
滑石15g	茯苓30g	薏苡仁30g	益母草15g

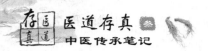

紫苏叶20g　　党参10g

脾主四肢，开窍于口，手足口病不外是脾虚不化湿，湿毒阻于口手之间而已。病邪为湿，治以运脾化湿为本，因见热毒，辅以清利解毒。水不利则血行亦不畅，加一味益母草调血，所以一剂药则水疱干半，体温下降。

吴南京分析：

从病情的症状上来看，手足口病以前在山村中时有发生，只因当时每家孩子多，各方面的条件都不好，所以世人不知道是"手足口病"。

本案患儿，见水疱，舌的中部和根部之苔厚腻，这是明显的湿邪闭阻，而医院治疗只懂得用输液来治疗，只会使湿浊之邪更重，脾更不得运。

手足口病并不是什么大毛病，病因多是脾胃素虚的人群。小儿元气未充，脏腑元气不足，脾胃多虚，加上平时饮食不当，就会造成脾虚湿阻。小儿易感受湿毒时邪，而外邪和内湿易相合而生病。现在家长对孩子当宝贝一样的对待，加上抗生素、输液的乱用，使本来一个小小的时邪缠绵难愈。

患者本就脾虚湿阻，加上输液治疗，使脾更虚，湿更重，于是造成正气不足，无力祛邪外出。

但从手足口病的发病上来看，亦有湿轻而热毒重者，治疗则重在清热解毒和疏散湿邪。但无论如何，本病从中医学角度来分析，不外是湿温而已。

★中暑

朱某，女，29岁，义乌人。

每逢夏季则头晕神疲，中暑，体胖。舌红苔腻。腰酸，便黏。脉细弱。

生黄芪50g	苍术30g	厚朴20g	狗脊30g
菟丝子30g	白茅根50g	黄芩15g	益母草30g
鸡血藤30g	荆芥15g		

夏季阳气外浮，腠理开泄。气弱而升清不利，湿邪由之内阻。内湿随热上冲是为中暑之由。治以补气运脾，和胃化湿。如拘泥于夏热而清泄养阴，则脾更

虚，湿更重。

吴南京分析：

治疗中暑，有李杲的清暑益气汤和王孟英的清暑益气汤最为有名，但李杲的清暑益气，是从补气的角度着手，而王孟英的则是以养阴为主。而从当今的社会来看，人的体质发生了变化，上述两方都不适合。

笔者从大量临床经验分析，每逢天热就中暑的人，他们都存在脾虚湿阻的问题。也就是说治疗逢天气就中暑的患者，重在运脾化湿。湿邪是最大的问题，所以治湿是治疗中暑的重点。

暑为热邪，易耗子气阳，所以治疗时一定要补气。热邪伤气，治疗暑必要清热，但热邪还会伤阴，所以得选择能清热、能养阴、又不生湿的药。如西瓜翠衣、白茅根、梨子诸类中药和食物为宜。

治疗暑湿，还需配些和血药。因为湿邪黏滞缠绵，易影响血行，所以适当配伍和血药可以促进化湿。

暑为外邪，因湿内困，易敛邪，治疗时可稍用些风药以驱邪外散。如见舌苔厚腻者，可用紫苏叶之类药。

总之，白天阳气外浮，内阴重，用药不得过寒，亦不得过热，用药须纯和。

笔记51：咳　嗽

★咳嗽，痰少不畅

林某，男，北京人。

不时咳嗽，咳痰不畅，痰量少，大便溏结不一，不时便血。舌红偏暗多津。脉涩浊稍数。医院诊患有高血压。

鱼腥草30g	黄芩15g	苍术30g	厚朴20g

鸡血藤50g　　　瓜蒌皮15g　　芦根30g　　　麻黄3g

杏仁10g　　　　生黄芪30g

痰量少而咳不畅，是痰湿化燥；脉数是有热。久咳伤气，气不足则升清无力，阳气下陷而便血。肺主宣肃，肺气的宣利必须有足够的气，肺气不足则无力宣畅，痰更无法外排。所以运脾补气是治疗痰湿化燥热的根本。前医见患者高血压，而不敢用补气药，是为不效的原因。痰祛气足，气机畅达，血压自降。

吴南京分析：

从患者的舌面多津、脉浊来看，还是以痰湿为患，虽见痰量少而不易咳出，切不可诊为燥痰。果真是燥痰的咳嗽，舌面不可能是多津的，脉也不可能见黏浊之象。由此可知，此种痰不易咳出，是因为气虚无力祛痰外出。

但患者有明显的痰湿之标，所以治疗一定要考虑到病标的问题，补气药不能过用，更不能用石榴皮、五味子等收涩之药来收敛肺气，否则痰更不易外排。而且患者又见气虚为患，所以宣肺之药也不能过用，所以仅用3g麻黄来宣肺。

另外，治疗痰湿之病一定要考虑到血脉畅行的问题。痰湿重则血黏滞不运，这是由高血压造成的，而不能一见高血压就误诊为肝火，如果治以平肝清肝之法，阳气更易下陷，脾更不能运，于是痰湿更重，便血更重。所以治疗这样的痰少咳嗽，总以运脾祛湿为根本，有热不外是因为痰滞日久化热，痰祛热自除，且要应用活血化瘀药。血行则痰动，血滞则痰伏，但患者因体虚，所以应选择具有活血又不伤正气的活血化瘀药为宜，少数几味药中，当归过润而不利化痰湿，所以选用鸡血藤。

上述是针对痰湿较重时的治疗方法，在治疗过程中，见痰湿祛半，必要酌加固肾敛元气之药。患者虽说年龄不是很大，但总是五十余岁之人，要时时考虑到肾根问题。

★咳嗽，受寒加重

施某，女，62岁，金华人。

面色淡暗，不时咳嗽，刚睡沉及受寒时咳嗽加重。手脚水疱，痒。不时口臭。舌淡多津，边有齿痕。脉沉涩浊稍数。

陈皮20g	苍术30g	姜半夏15g	茯苓30g
黄芩15g	生黄芪50g	麻黄5g	杏仁10g
鸡血藤50g	桑白皮20g		

脾主四肢，四肢水疱是脾虚不化湿，湿邪阻滞，阳气不得宣通，虽见咳嗽，也是因痰阻于肺。治疗的重点为运脾化痰湿，痰湿一祛，脾气得以运转，咳嗽及水疱自解。但见痒、脉数，是痰郁日久而化热，所以稍佐以清利肺热。

吴南京分析：

睡觉要脱衣，脱衣则体表的温度下降而受寒，肺主皮毛，体表温度下降，则肺气不利而咳嗽发作。所以患者主诉刚睡觉时咳嗽加重，和受寒后加重如出一辙。这是气阳两虚引起的卫外不足，治疗自当补气温阳为主，稍加些宣利肺气药即可，切不可见咳嗽就过用止咳药。

笔者针对患者卫外不足，用黄芪、苍术、麻黄三药以补气、运中、宣肺，是一剂变通的"玉屏风"。朱震亨创玉屏风，用黄芪补气固卫，白术健中促化源，防风散风而解卫之轻风。而本患有明显的湿阻，所以不用白术之滞，而用苍术之疏利；因肺气不宣，所以不用防风而用麻黄。学习方剂之要，在于会其意，而不是套用成方。

笔者治疗此患者时，身边有懂医之友，说可加用干姜、五味子、细辛等药。要知患者湿阻明显，且有化热之象，虽见阳虚，用药切不可过于温热，以防药热和湿邪相合而成湿热。而应等到痰湿之邪祛大半，四肢水疱已退去不痒，才能加用温阳之药。

当然，患者是一个年过花甲的老人，又久咳，治疗上必要加补骨脂、菟丝子等固肾纳气之药，但这都是在痰湿之邪祛大半后再加用治疗，对痰湿邪盛之时，切不可用药过温。并且，患者见寒则咳嗽，多有些许风寒，自应宣散之。如迷信于《伤寒杂病论》，对于此患，起手就是"小青龙汤"，难见能愈，就有医用小青龙为治，咳嗽没愈而肢体水疱之痒反加重。

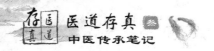
★咳嗽，卧位加重

徐某，男，29岁，金华人。

身体躺下则咳，舌红胖，苔稍滑腻，晨起痰中有血，涕中亦有血。脉沉涩浊稍数。

麻黄5g	麻仁15g	桑白皮30g	黄芩15g
苍术30g	厚朴20g	姜半夏15g	茯苓30g
鸡血藤30g			

舌胖、苔滑腻、脉浊是痰咳；早起痰中有血、舌红、脉数是有热。可知热为痰湿闭阻而化。治痰重在运脾化湿，热则加桑白皮、黄芩泻肺以清之。治咳嗽必用麻黄，哪怕阴虚咳嗽也酌用麻黄于养阴药中，以宣肺祛邪而设。

吴南京分析：

咳嗽不是小病，五脏六腑都会让人咳嗽。本患的痰中有血，这要参咳嗽发作的时间段及血的颜色。患者是晨起时，痰中带点血丝，鼻涕中亦有些许血丝而已，而不是平时咳嗽的痰中都有血。所以断为阴虚证是很武断的，前医用沙参、麦冬、百合诸养阴药不效，就是在诊断前没有经过全面的分析。

从本患舌脉上来看，痰湿较明显，而不是阴虚。所以这样的痰中些许血丝是有热，并且可以知道这热是因为痰阻日久所化。加上脉象见沉涩，是有瘀，所以治疗此热在于化湿瘀。

湿瘀互结，使肺气不利，治疗在于通利肺气。肺主宣肃，用麻黄、杏仁宣理肺气，因有湿热加桑白皮、黄芩清泻肺热。因热为湿瘀所化，所以祛湿瘀就是祛热，用桑白皮、苍术、厚朴、姜半夏、茯苓、鸡血藤祛湿瘀。而桑白皮和黄芩仅为治热之标。

至于咳嗽用麻黄，主要目的在于宣通肺气。咳嗽一病，不论何种原因，总是因为肺的肃降不及，气机上逆为患。但肺气的肃降在于肺气宣发为基础，如果肺气不宣，则会造成肺气不肃，如风寒闭表，使肺气不宣，由是而见咳喘发作。

用麻黄和杏仁来宣肃肺气则咳喘止。所以治疗咳嗽必须考虑到肺气的宣发问题。于是笔者治疗咳嗽都会用些麻黄，比如见脉细数、舌红少津的阴虚咳嗽，也会在百合、沙参、麦冬、五味子等大队养阴收敛肺气药的基础上酌用麻黄。但无外感的咳嗽，用麻黄的量一定要注意，不能用大，视情况一般用5g以内。有时仅用1~2g，仅取其宣通肺气之效，而不是为了解表。

本患用麻黄5g，在于宣通肺气，使水的上源宣通，能更好地祛痰湿。

★咳嗽，痰多黄稠

余某，男，70岁，江西人。

腹内热，大便干结，小便不畅，阵咳痰多，痰黄稠，面暗黧。舌红苔薄，脉沉弱稍涩浊。

厚朴30g	当归30g	姜半夏15g	桃仁15g
大黄3g	生白术30g	生黄芪60g	麻黄5g
杏仁15g	菟丝子30g		

本案患者见腹内热，二便不畅，似热证，但从痰多、面黧暗、脉弱无力，可知病之本是体虚导致痰瘀闭阻气机，瘀痰结于肺，肺不能治节所以小便不畅。肺和大肠互为表里，肺气不利，所以大便亦不畅。痰瘀内结，日久化热所以腹热，治疗还得补体活血，不得清利。

吴南京分析：

咳嗽而见大便不畅，治疗时一定要通大便。大便通畅则气机自下降而肺气得利，咳嗽才能治，如果不考虑到大便通畅，很多咳嗽很难治好。但患者是一个七十岁的老人，肾气必亏，所以通降大便以润降为上。从患者的面色黧暗可知有瘀血内阻，所以选用活血药，以当归、桃仁为上，再加杏仁共达润肠之目的。另外加用3g大黄，是为了降气而已，并不是通过大黄来催泻。如果大黄的用量过大，泻下太过，反更伤阳气，阳气一损，痰湿更难化，咳嗽更不得愈。

高年之人久咳，肺气必伤，所以重用黄芪以补肺气。患者咳嗽痰多，得有足够的气才能祛痰外出，方中重用黄芪以扶内，酌用麻黄宣肺以利祛痰外出，痰祛则血瘀得以更顺利的化解。

对于痰瘀互结的咳嗽，临床上很多见，特别是一些久咳患者，一定要考虑到瘀血闭阻的问题。气为血帅，久咳必伤气，气伤则运血无力，所以血亦由此而瘀阻不畅。所以治疗久咳，有必要加用活血化瘀药。但选活血药也得看痰瘀互结有没有化热，如果化热明显，需选用丹参、赤芍等具有清热作用的活血药。本案患者见大便干结，则选用有润肠作用的当归、桃仁以通利血脉。

对于咳嗽一病，不论新久，止咳药不能太过，更不能单纯用止咳药，特别是一些收涩之性的止咳药，如五味子、石榴皮等，强行止咳，常会轻微地留邪闭阻不出。哪怕久咳见虚象，也一样要考虑到伏邪问题。

★咳嗽，干咳便干结

吴某，女，53岁，横店人。

夜中干咳半年余，面暗，眼眶色斑，大便干结，排便不畅。舌红，尖边偏红，苔薄。左脉沉弱无力，右关寸弦数。

党参20g	生白术30g	厚朴15g	枳壳15g
杏仁15g	桃仁15g	当归15g	全瓜蒌20g
姜半夏10g	柴胡5g	炒白芍15g	菟丝子30g

引起咳嗽的原因实多，《内经》就说到五脏六腑都会导致咳嗽。本案患者年过半百，再见左脉无力，舌尖边偏红，此为肝血亏虚失养，疏泄不利而脾虚不运，导致大便不畅。肺和大肠互为表里，大肠下降则气机上逆而咳，血虚脉失养，到了夜间阴重血不运，郁而化热，两热上冲。治疗则敛肝养血以制火，和胃降逆以通腑，所以患者服药数剂而安。

吴南京分析：

本患脉象上见左脉沉弱无力，是肝肾两虚；右关寸弦数，是肺胃有邪，治疗当敛肝固肾，用党参、白芍酸甘化阴以养血，菟丝子固摄肾气以补肾精，使下元固而气得纳于肾。针对肺胃有邪热，用白术、厚朴、枳壳、半夏运中化痰，杏仁、全瓜蒌理肺化痰。

大便干结，又见舌红，当润肠通便，使大便通畅而降上逆之气，但热象并不是很明显，所以不用清热通下药，而是用肃肺润肠为治。大便通畅，热从下祛，气机自不再上逆。肝郁则脾不运，少用柴胡以疏肝，促气机升发以助运脾。

本病前医治以"沙参麦冬汤"以清肺养阴，病情反而加重。又有因见大便干结，治以"麻仁丸"，亦不效。有考虑阴虚肝郁，治以"一贯煎"，一样是效果平平。

要知，前人之药方，是为我们提供治疗思路，而不能用某个药方机械地硬套某病的治疗。患者虽见干咳有热但未见阴虚证，若以养阴为治，则药太过。肝肾不足，升发无力才引起脾失健运，用麻仁丸通便，反使阳气更加下陷，脾更不运，便更不通，咳嗽更不得愈。至于说到一贯煎，理论上是养阴疏肝，但肝之性是要上发才为常，方中理气之药是川楝子，药性下行，这是针对阴虚有热而言。要知疏肝和理气是不同的，促进气机上升才能疏肝，用通气药方能疏通气结。

★咳嗽，咽中异物感

楼某，男，76岁，横店人。

不时干咳，咽中异物感，气急。舌淡无苔，舌面瘀斑。脉弦涩浊数，左关偏弱。

拟：润肺化痰，和胃调血。

浙贝母20g	瓜蒌皮20g	厚朴15g	补骨脂20g
苍术30g	麻黄3g	杏仁10g	鸡血藤50g
南沙参20g	茯苓20g		

高年之人，脾肾两虚，虚则不运化而生痰，痰气上逆而见气急、咳嗽。因见脉数、左关无力，可知下元无力气化，虚热上浮。急则治标，所以治则要清肺肃气以降阳，少用补骨脂使阳入肾。体弱痰阻，血行必不畅，参用鸡血藤以调血脉。

吴南京分析：

本患咳嗽虽不严重，但时日已久。因患者舌面无苔，于是很多医生都用麦冬、百合等药从养阴来治。患者虽见干咳，但见咽中异物感、舌面瘀斑、脉见涩浊，这是明显的痰瘀互结，而不是阴虚，如果是阴虚而咳嗽，舌质必红，而不会见舌淡。见舌淡，又见有痰瘀互结的情况，可知这种舌面无苔是因为痰瘀阻闭，使津不上承所致。虽见脉象偏数，也不是因为阴虚不制火而数，而是痰瘀闭结日久所化生，所以用养阴药治疗无效。

药用浙贝母、瓜蒌皮、南沙参三药润肺化痰肃气，这三味药中，特别是瓜蒌和南沙参，有很好的润肺作用，特别对于燥痰难咳很是有效。上焦气机不利，又见有痰瘀互结，治疗上一定要分消痰瘀，所以用苍术、厚朴、茯苓运中化湿，以绝痰源。脾虚则运化无权，营血不足，用鸡血藤养血通脉。老年之人，肾气亏虚，虽说不是很严重的咳嗽，但久咳必会动肾气，所以加一味补骨脂以固肾纳气，用麻黄、杏仁一宣一降以通利肺气。

本患很易误诊为阴虚，症状中有舌面无苔、干咳、脉数。但如果不细分析舌质不绛红反而是淡，且有痰瘀之佐证，所以对于舌面的无苔和脉数，就要考虑到津不上承的无苔和痰瘀互结的化热。可见诊病之难。

★咳嗽40年，痰少

吴某，女，68岁，东阳人。

40年前，月子受寒，冷水洗衣引发咳嗽。面色淡暗，四肢关节痛，咳嗽痰少，入睡1小时严重。舌淡苔腻，脉沉细涩数。

厚朴20g	杏仁15g	麻黄5g	当归20g
地龙15g	桑白皮15g	百合30g	苍术30g
党参20g	狗脊30g	菟丝子30g	

沉疴痼疾，加上高年之人，必以补养为上策。病久之瘀，加地龙、当归之通润，少辅麻黄宣肺于大剂补养之中，和药慢调。另外，补亦不得太过，过补反生气滞而不利病情。用药原则总以和纯为上。

吴南京分析：

患者看似一派寒湿为患，但咳嗽的时间段在入睡后一小时左右严重，且脉见数，这是有伏热。肺主皮毛，睡觉要盖被子，在被窝里暖和，加上躺在床上活动少了，血行就不畅，瘀滞在体内的痰邪和瘀阻就会加重，于是咳嗽就严重起来。

痰湿瘀阻于体内，必会化热，所以治疗上一定要清透伏热，如果见寒直接就用姜、附之温热药来治疗，反使药热和伏热相合，易生痰热。治疗上用地龙、桑白皮、百合清热，且久咳之人，肺气耗伤，百合有很好的收敛作用，以保肺气；麻黄宣肺以透散郁热。因见阳气虚，用狗脊、菟丝子之类药性和纯之药进行调补。

患者治疗1周，入睡后的严重咳嗽已不见发作，但此时还不能过用温药，于原方加威灵仙30g，以疏通阴寒之湿。此患用威灵仙，不仅仅是针对四肢关节痛的问题。因为四肢关节痛，一方面是寒湿久闭，使气血不畅；另外因为气血不畅，加上患者年近七旬，气血已亏，使关节无血可养而痛。威灵仙能疏通十二经，逐五脏之寒湿，寒湿祛散，气血自达四肢而止痛。

久咳之人，加上年事已高，必要固肾以纳气，五味子之酸敛，不如菟丝子之固养为好。本患的治疗，用百合收敛上焦之肺气，菟丝子固养下焦之肾元，厚朴、苍术调中以畅气机。

★咳嗽，神疲腰酸

王某，女，58岁，杭州人。

神疲无力，腰酸，心烦，失眠，咽炎反复发作。医院查患变应性鼻炎（过敏性鼻炎），慢性支气管炎。面暗。舌淡暗，苔稍腻。脉沉细浊，尺无力。

菟丝子30g	狗脊30g	苍术20g	黄芩20g
麻黄5g	厚朴20g	姜半夏15g	茯苓50g
巴戟天30g	丹参30g		

从本患者舌脉来看，是阳虚湿阻。心烦、失眠亦是湿阻，心阳不潜。治疗得清上、运中、固下，使火归元。肺开窍于鼻，病情反复发作，观于年近花甲之

人，肾气必亏，治疗固肾纳气为根本。久病必瘀，有伏热，用丹参、麻黄、黄芩清透肺中瘀热以解病标。

吴南京分析：

本患治疗1周，心烦、失眠、腰酸、咳嗽都已消失。患者的神疲无力虽有所改善，但效果不明显，这是用药太过沉降之因，于是处方加黄芪50g。药后效果明显。

看似简单的疾病，患者在杭州易十余中医治疗时好时坏，几无寸功。其主要原因是患者体虚。观前方，多以前胡、枇杷叶、鱼腥草等止咳清热药为治，没有一张处方是从痰湿而治。患者亦听多了医生的讲解，一见我就说有火，要用凉药来治。从心烦、失眠、反复咽炎，看似有火，但这火是虚火上扰，且痰湿郁阻中焦，使上焦之浮热不能下降。治疗自当要潜阳化痰，才能使火气下降于肾。因为从舌淡暗、面暗、脉沉细等来分析，没有一点症状是以火为患；苔稍腻，并见脉浊，这是以痰湿为患。虽说患者的咳嗽是见咽痒就要咳，且咳痰不多，而是努力咳嗽后才咳出白白的黏痰。但这亦由于痰湿化热使痰性黏滞难以咳出，并不是燥痰，更不是有热。

对于寒热错杂之病，一定要把症候群、舌象和脉象进行全面的分析，切勿被几个症状所迷惑。

★高龄外感后咳喘

叶某，男，85岁，杭州人。

外感，住院半个月，体温已退，但见咳痰量多，胸闷不得平卧，神疲无力。脉弦数。舌淡。

苍术30g	厚朴20g	姜半夏15g	茯苓50g
泽泻20g	桑白皮30g	葶苈子10g	生黄芪50g
麻黄5g	鸡血藤30g	补骨脂30g	

高年外感，阳气大伤，气化不利而水湿内闭，治以泄肺逐水以救心。少用

麻黄以宣通肺气调水道。加用补骨脂以纳肾阳，此为攻补兼施之法，但总以攻为主。前医见患者年高不敢攻，不知水邪上逆不除，病不得愈。

吴南京分析：

本患脉弦数，不是热，而是痰饮太过，使血容量增加，心的输血量增大而见脉数。患者为高年之人，阳气本不虚，加上长达半个月的输液治疗，使阳气更伤，无力气化。患者的胸闷不得平卧、咳痰、脉弦，全是痰饮闭阻的表现。治疗当急泄痰湿以保心肺。用麻黄宣肺，以通上焦之滞；苍术、厚朴、半夏运中，以疏通中焦气机；茯苓、泽泻、葶苈子逐饮于下，使三焦通利，湿浊速祛。因患者为高年之人，加黄芪补气，补骨脂固肾，使泄而不伤正。

患者服药一剂就胸闷顿除，可以平卧入睡。原方去葶苈子，再服五剂。患者一切安好而出院。

此患入住医院中医科有中医专家参与会诊，因考虑年高又见体虚，加上脉象弦数，以为阴虚有热，用养阴清热为治，没想到药后病情加重，至胸闷不得平卧。

时下江浙一带的中医师（特别是医院里的中医师）治疗外感，多以清热解毒为主，而畏麻黄如虎。因为医患关系紧张，小心从事自是好，医生也是凡人，也要自保。但很多外感病并不是由热毒引起，机械地套用清热解毒方来治疗，只会使邪更闭于内，病更不得愈。

笔者参与医院疑难重症的会诊较多，见名医之处方也多，实是感慨万千。

★支气管扩张，痰瘀互结

黄某，女，45岁，义乌人。

面暗，色斑，腰酸胀，便黏恶臭。月经瘀阻，脉沉细涩，左脉偏弱。

苍术30g	厚朴20g	当归15g	菟丝子30g
杜仲30g	狗脊30g	生黄芪60g	麻黄5g
鸡血藤30g	巴戟天30g	紫苏梗20g	

本患为明显的痰瘀互结，支气管扩张是西医病名，从中医学角度审视，无外

脾肾两虚为根本，治以固肾运脾为本，使气化足而痰瘀自消。更加当归、鸡血藤养血通脉以治其标。肺之为病，麻黄宣肺之最，酌用以通肺气。

吴南京分析：

支气管扩张属于中医学"咳嗽""哮病"等疾病的范畴，多不是一时之病，而是积久而成的痼疾。久病必虚，所以治疗在于平时的调补，而急性发作期则针对病邪的轻重在扶补的基础上祛除之。

本患之病自诉有十六七年之久，是由产后失养感受风寒引起，曾在大医院住院输液治疗近两个月，身体元气亏虚自知。从患者的症状来分析，自是肾虚为本，兼见中焦不运之痰阻。肾为一身气化之根，脾为生痰湿之源，化痰湿必以固肾运脾为根本；肺为贮痰之器，所以稍辅以宣肺。

久病必虚，同时久病有因虚至瘀，所以对于久病之人在补养的基础上有必要进行疏通气血的运畅，于是方中加用了当归、鸡血藤通利血脉。

患者因下元亏虚，虽见有痰湿，但并不是很严重，所以不用茯苓、泽泻等渗下之药，以免阳气下陷，使脾更不能健运。

治湿之法有宣上、运中（燥化或芳香醒脾之治）、渗下（利尿之法）。宣上之药质多轻清，都有耗气伤气的不良反应；燥化运中，亦有燥血伤阴之不利；渗下必伤阳（观《伤寒杂病论》之利尿药治疗湿阻，时时顾护阳气可知）。本患面暗色斑，且月经瘀阻不畅，自是有虚有瘀，更加渗下为治，阳气不升则肺更不得宣发，肺中之痰阻更不得祛除。

方中用一味麻黄，一是为了宣肺以促进痰湿之化，二是和黄芪、巴戟天、菟丝子、苍术等药合用，以达扶内以托邪外出的目的（江南多湿，外湿用苍术，内湿用白术，黄芪、苍术、麻黄三药合用，是一个变通的"玉屏风"），且能防外感。

★支气管扩张，脾肺气虚

王某，女，44岁，义乌人。

神疲无力，大便干结，不时腹胀，变天咳嗽，查患支气管扩张。舌淡暗，苔滑腻。脉细弱稍涩。

拟：运脾化湿，宣肃肺气。

生白术50g	厚朴30g	枳壳20g	生黄芪60g
干姜15g	姜半夏15g	当归15g	益母草30g
杏仁15g	麻黄10g	巴戟天30g	

本患者其实已出现肾虚之象，但因见苔白腻，大便又干结，所以治疗的重点在于治脾，待痰祛脾健，再从肾之根本上来治。

慢性病的治疗要看病标急不急，如果见病标重，治疗的重点一定要在标上，标不治，本亦难复。因为病标是病本的反对面，标去才能复本。

吴南京分析：

患者见腹胀、大便干结、神疲无力，这是明显的脾肺气虚，腹胀是中焦虚的虚胀，切不可见胀就过用通气药，大便干结更不能用泻下药，所以重用白术、黄芪之补养为主，少用厚朴、枳壳疏通。

肺和大肠为表里，大肠失畅，腑气不能通降，气机就会上逆，从而见肺病。所以治疗肺病一定要注意大便的问题。

患者虽说久病有虚，但病变总是在肺，于是用杏仁、麻黄一宣一肃以顺肺气。黄芪补肺气，杏仁和麻黄宣肃肺气，肺气顺畅，亦能促进大肠的通降，这是一个相互影响的关系，临床治疗时一定要重视。有人见我对这位患者一用麻黄就是十来克，惊呼不对。可知，方中有大剂白术、黄芪、巴戟天补养之药在应用，用麻黄只能更促进气机的疏畅，而不会伤人。但是待病稳定了以后，麻黄的用量要减少，以免影响补养的药效。

肾为气之根，肾虚已见，但因为考虑到此时的肺气失利，所以补肾仅用一味巴戟天来温润。

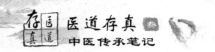

笔记52：哮 病

★哮病20年，有痰鸣音

洪某，女，60岁，横店人。

呼吸急促，痰鸣声，自诉20年前产后受寒引起，面暗唇紫。舌红苔厚有痰线（指舌头两侧偏于舌中，有两条白腻的东西，这是主湿）。脉沉细弱稍弦浊。平时要吃抗生素，一停抗生素则发热。

拟：运脾宣肺，化痰活血。

生黄芪50g	苍术30g	陈皮20g	厚朴15g
干姜15g	姜半夏15g	麻黄5g	黄芩20g
芦根30g	连翘15g	鸡血藤50g	鱼腥草30g

产后之人，元气大亏，百节空虚，此时受寒则寒邪深入难治。本患痰闭严重，痰闭则必然化热，治疗应温化寒痰和清热排痰以治之。肺主气，气虚则肺不能宣，肺气不宣则痰不能外排，所以用黄芪补气，麻黄宣肺。痰得外排，哮病才能有转机，病本为寒，虽见化热，治疗一样得护阳气。

吴南京分析：

本案虚实夹杂，虚则气虚不运，实则痰瘀闭阻。但患者因见痰湿化热很明显，所以治疗的重点在于化痰排痰，务必使痰湿速去而保肺气。药用苍术、陈皮、厚朴、半夏、干姜运中燥湿以绝痰源；麻黄、芦根、鱼腥草宣肺排痰，因见痰热化毒明显，加用黄芩、连翘以清热毒。

治疗1周，急促的呼吸和痰鸣大为好转，不吃抗生素亦不见发热。虽说方中用了大量的化痰排痰之药，但因患者痰邪闭阻严重，况且有黄芪50g补气，多服些时日不会有问题，嘱患者按原方再服半个月，半个月后视病情的变化情况，再调整药方。

哮病，莫不由痰湿闭阻于肺为患，所以治疗以化痰为要务。但化痰伤元气，久病之人身体亦多虚，所以造成治疗上实不得力，攻又使元气不支。所以社会上很少看到有人打着治疗哮病的医疗广告，因为哮病的病程很长，患者很难受，治疗上就一定要硬碰硬的技术来治疗。而癌症、尿毒症、不孕症之类的疾病，则可以看到每个地方都有广告在宣传。并不是说癌症、尿毒症好治，而是这些病就算治不好，患者也不会见怪，反利于宣传。如治疗癌症，用白花蛇舌草、藤梨根等清热解毒药，再加些活血散结药，没见效果，家属问起，只要说大家都这么治的就是。而肝硬化腹水、尿毒症等疾病，重用化湿利水药，多能起到一定的缓解症状的作用，病家也开心，至于是不是损伤元气，这是以后的事。

★哮病伴潮热盗汗10余年

赵某，女，48岁，东阳人。

哮喘10余年，反复发作，面暗色斑，潮热，盗汗，尿频，腿酸软，神疲无力，高血糖。舌淡红，苔稍滑，脉沉细弱。

菟丝子30g	补骨脂30g	麻黄15g	苍术30g
厚朴20g	姜半夏15g	生黄芪50g	地龙15g
芦根30g	陈皮20g	鸡血藤50g	

48岁的妇女，正处更年期，肾气亏虚自不必说。潮热、尿频、腿软、神疲、脉弱全是肾虚之症。肾为气根，肾虚则纳气无权而喘；肾气化不足而生痰，从而成哮。治疗以运脾固肾以治其本，加麻黄宣肺，芦根排痰，久病入络加地龙清平相火而通络。

吴南京分析：

患者肾气亏虚很明显，治疗以固肾养精为根本。用麻黄宣，黄芪固，加上固肾养精药就可以达到防外感的作用。"玉屏风"用黄芪、白术、防风以治气虚外感，笔者考虑到江南多湿，常用苍术易白术，如见明显的湿阻则用紫苏叶易防风，本患因肺气不宣之哮病，则用麻黄易防风，总不外是一个变通的玉屏风。

因患者见舌淡、脉弱，虽见潮热、盗汗，也一样的使整个处方偏于温性。因为考虑到有郁热的问题，所以用芦根清肺、地龙平肝，以使药力不至于升浮更伤肾元。

本患用麻黄的量是偏大了点，主要是因为患者有较明显的痰湿郁闭。等到哮病的症状有所缓解，麻黄的用量自当要减少或不用，这是一个很讲究的问题，切不可因为《伤寒论》中的"麻黄汤"中讲到有喘的一个症状，就误认为麻黄是治疗哮病的专药。要知，哮是因为痰湿闭阻于肺造成，而喘则多见肾虚无力固摄纳气，如果治疗上过用麻黄宣肺，反更伤元气，有的患者本就体质很弱，更用麻黄，动摇下元根本，喘息更严重。慎之，慎之。

方中的地龙一药，也有些人看成是治疗哮病的专药之一。要知地龙咸寒之性，有通络、平肝、利尿的作用，如患者无热的寒喘，更用地龙也不利病情。本患用地龙，是因为患者见虚火上浮利用地龙的下行之性，让药力下行。另外，患者面部有很多斑点，这也是瘀血的一个佐证，用地龙是为了通络活血。

★哮病患儿，感冒后咳病

徐某，男，4岁半，横店人。

自小体弱，双胞胎。易感冒，过用抗生素点滴，每日咳嗽气喘，纳呆，排便不畅，干结，面色淡暗萎黄。舌尖红，中根苔厚腻。

当归10g	杏仁10g	生白术15g	厚朴10g
枳壳10g	生黄芪15g	莱菔子5g	麻黄5g
桑白皮15g	茯苓20g		

小儿身体易虚易实，外感过用点滴注射无疑更进一步让邪内阻不得外出，这是西药治疗感冒难愈的因素。本小儿见喘，但纳呆、排便不畅、面色萎黄，可知脾虚不运，身体已虚。治疗当补气运脾以治痰湿之本，痰除喘才能愈。

吴南京分析：

小儿之病和大人不一样，不外是因为小儿的五脏元气不足，其他都一样。因为小儿元气不足，所以用药量要少，且药性要和纯，而不能过用药性过偏之药。

笔者从大量的临床治疗上来看，小儿哮病的发生，都有经过较大量的抗生素滴注的治疗史。要知脾胃为后天之本，反复使用抗生素滴注，只会更伤脾胃，脾胃受损，运化不力，从而体更弱，而痰湿更易生成。肺为贮痰之器，内生之痰湿阻于肺，于是哮病发生。所以治疗小儿的哮病，必定是从脾胃入手，除非已有肾虚一证出现。

舌诊方面，舌尖为上焦，舌尖为中焦，舌根为下焦。

患者见舌尖红是上焦有热，舌的中部和根部见苔厚腻，是脾虚有湿。治疗上自当以清上焦之热，而运中焦之湿。使湿热分消，且肺脾得保。

中下焦见湿，切不可乱用热药，小儿是纯阳之体，药性一过温热，则会和湿合邪。

★哮病2年患儿，伴发热抽搐

患儿，男，4岁半，杭州人。

易感冒，体弱，患哮病已2年。平时感冒体温稍高则癫痫。面色苍白，舌淡，尖偏红，中根部苔稍白腻。

生黄芪30g	苍术15g	陈皮10g	干姜10g
石菖蒲5g	姜半夏10g	黄芩10g	紫苏梗10g
芦根15g	厚朴10g	当归10g	

癫痫之病，无不由虚痰、瘀阻为患。本患儿哮病亦为虚痰，看是两病，实则一体。

患儿面色苍白，整体主虚，气阳不足，阳气虚无力捍外，才使感冒反复。但已见舌尖红，肺之上焦已见热象，温阳慎用，因小儿体性纯阳，恐更助虚热。治以调脾运中，另辅鲜竹沥清痰。

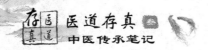

吴南京分析：

小儿之病难治，难在五脏气血未充，用药稍凉则见寒，稍温则见热。所以用药一定要纯和，并温寒不能太过于偏，攻补亦不能太过。应以调养为上。

小孩哮病近年来颇多，很大一部分原因是饮食问题。现在很多家长把孩子当心肝宝贝，见广告上说什么好就去买来给孩子吃。日常生活大鱼大肉更是不必说。要知小儿的五脏娇弱，脾胃的运化功能不强，过食则运化不畅而生痰湿，痰湿内阻流注于周身，阻于肺则哮，滞于脑则痫，停于肠则泻，留于心则惊悸。

脾胃运化弱则气血不足而易外感，外邪停留于腠理之间，郁则化热而发肤痒，皮肤病由是而发。

所以治疗的总原则总是运脾化痰为上，稍佐以清泄郁热。

本患儿见哮病和癫痫时发，外感稍见体温上升则癫痫发作，这是有明显的郁热，所以除了服运中化痰的中药外，更加"鲜竹沥口服液"清化热痰。

痰阻则血必不畅行，所以治疗痰湿之邪，必要活血通络，血络不通，痰湿难化，加一味当归以通之。

★哮病患儿，遇寒即喘不得卧

杨某，男，7岁，天津人。

小儿素体虚弱，每逢感冒则西药点滴，渐致慢性支气管哮喘。逢风寒，喘息不得卧，咽痛胸闷，舌苔厚腻。

苍术20g	陈皮10g	厚朴15g	姜半夏10g
茯苓30g	麻黄5g	生黄芪20g	当归10g
桑白皮20g	鱼腥草20g	生姜10g	

西药点滴是阴寒之物，外感风寒治疗当以温散，外感风热治当以辛凉外散，不是以大量阴寒之物注于体内。小儿为纯阳，阳气很弱，稍外感则体质易亏，再加阴寒之物大量内注，势必更伤嫩阳。阳气不足则气化不利而生痰，痰阻肺中为嗽喘，所以治疗哮病必要以运脾化痰为根本。

本患已见化热，治疗加桑白皮和鱼腥草以泄肺清热，待病好转再变通。

吴南京分析：

小儿过用输液造成慢性支气管哮喘，已成为当今的一个普遍问题。"形寒冷饮伤肺"，指的是阳气虚弱之人，再食冷饮之物，会生痰阻肺而伤肺。输液虽不是通过嘴巴吃冷饮，但直接从血管中注入寒凉冷物，一样会生痰湿。

治湿之要一在于运脾，一在于温肾。这要看具体情况，如果见有肾阳虚之症，得运脾和温肾相结合，如果还没有见肾阳虚之症，只要脾虚明显，也要酌加温肾药，可以明显地促进脾的运化功能。本患是阳气很弱的小儿，治疗时有必要配合补肾，但考虑到痰这一标症严重，所以治疗以运脾化湿为根本，辅以宣肺排痰。待标症一缓解，再酌加补肾药，以此权衡为调治之法门。另外，对于痰阻日久的化热，用清热药也一样要考虑应用时机，切不能过。见热象一除，清热药也一样得马上减量，或不用。

本患见喘息不得卧、咽痛胸闷、舌苔厚腻等痰湿严重之症状，治疗必要急切祛邪为上，所以用宣上、运中、渗下，以分利三焦，使痰湿之邪得以速祛。如果考虑是小儿元气不足五脏不充而不敢果断下药，一用补药反使痰湿更重，痰湿闭阻不化，哮病更不能愈。

★慢性气管炎动则气喘

张某，男，67岁，横店人。

动则气喘，爬三楼则气喘汗出，自幼感冒没治好而得本病。面暗，唇紫。舌淡苔滑。脉沉细弱稍弦涩，左脉偏弱。

拟：运脾固肾，活血化痰。

生黄芪50g	苍术30g	厚朴15g	枳壳15g
麻黄5g	桑白皮20g	姜半夏15g	干姜15g
菟丝子30g	五味子15g	补骨脂20g	鸡血藤30g
石菖蒲10g	茯苓30g		

肺为气之本，肾为气之根，脾为气之运。本患年龄已过花甲，加上几十年咳喘，久病伤肾气，肾不纳气为本病之根本。但久喘必有伏根，这伏根就是阴在肺

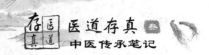
中的伏痰。

体虚肺失宣肃，所以痰难除。治疗时，过补则痰更阻，用祛痰药太过则伤元气。所以治疗以宣上祛痰，运中化痰，固下以复本。但瘀阻日久，肺中气机不畅，血亦有瘀，治疗时必要活血。

吴南京分析：

喘有虚实之分，实喘是邪阻使肺气不利，而虚喘则是元气亏虚，纳气不足。

本患见面暗、唇紫、舌苔滑、脉涩，是有痰瘀才阻之邪实的成分；而动则气喘，且见脉沉弱无力是元气亏虚，纳气无权。治疗自得祛邪和扶正同时进行。用苍术、厚朴、半夏、枳壳、鸡血藤、茯苓、石菖蒲等药理气化痰瘀；用黄芪、菟丝子、五味子、补骨脂补气固肾纳气。另加桑白皮泻肺肃肺，麻黄宣肺，两药合用以通利肺气。因为不论何种病因引起的喘症，病之发作病位总是在肺，所以不论是寒喘、热喘，还是虚喘、实喘，总是因为肺气不利为主要见症，所以一定要酌用宣肃肺气以调之。

治疗痰瘀之喘，石菖蒲这药要重视。石菖蒲是开窍药，疏通气机的药性要比一般的理气药强。痰瘀长久伏结于肺，一般药性较纯和的理气药，难以冲开郁结之气机，得用开窍药。

另外，虽见患者有瘀血闭阻，但这瘀阻是和伏痰结于一起，治疗的重点不在于攻瘀血，而在于治伏痰，所以只用一味具有补养作用的鸡血藤为治。

笔记53：汗　证

★汗证，夜中易醒，醒则发热汗出

虞某，女，57岁，横店人。

夜中易醒，醒则发热汗出，面色不华。舌嫩苔薄。脉沉细弱弦涩。

拟：健脾补肾，清透伏热。

生黄芪30g	党参30g	苍术30g	干姜15g
枸杞子30g	菟丝子30g	杜仲30g	川续断30g
桑叶30g	黄芩15g	鸡血藤50g	

夜为阴，阳气内潜，人顺应自然，夜中亦是阳气内潜则睡。醒则阳气出，夜中醒则说明阳气不潜。本患年龄57岁，肾气已亏，肾气亏虚则无力气化和运血，从而导致湿瘀互结。瘀阻日久必化热，热势上扰外散才汗出。所以治疗不能以收敛为治，而应健脾补肾固其本，清透运血治其标。

吴南京分析：

本患的汗出，不是夜里睡时的盗汗，而是夜里醒来后的自汗，对于这样时间性很明显的疾病，治疗上一定要从子午流注的阴阳两气变动上去理解。切勿见汗出就是浮小麦、麻黄根等谓之收敛止汗。

人夜中睡醒后，阳气外出，如果阳气足表固之人，自不会醒后汗出。而本患是醒后则发热，随着汗出，参合患者沉细弱脉，这是气虚发热，患者是因气阳不足，腠理疏松而不能固汗，所以治疗应以补气固肾为核心，这样才能使气足而固汗，再酌用桑叶、黄芩清透伏热。

从本患带来的药方看，有收敛固涩为治，有调和营卫为治，有清热养阴为治，有活血化瘀为治。但一直为半夜发热汗出所苦。因汗证的患者颇多，所以治法也很多，收敛固涩是针对元气虚脱外散的汗证，用酸药收敛和甘药补气温阳为主要用药；调和营卫，代表方是桂枝汤，不外是辛甘扶阳、酸甘养阴的阴阳并补之度，稍加疏散而已，是针对有虚寒在表的病机；清养阴的治疗，知柏地黄丸等药方是代表，不外是用清热药和养阴药组合为用；至于说到化血化瘀，是王清任提出来的，针对的是血瘀化热。而本患则是脾肾两虚为本，热是气虚发热，所以仿李杲补气退热法，再加扶补肾气为治。

★自汗，伴高血压

范某，女，60岁，杭州人。

自汗，高血压，面淡色斑，神疲无力。舌淡暗，瘀斑。脉沉细涩浊稍数。

生黄芪50g	益母草30g	白茅根50g	杜仲30g
厚朴20g	苍术30g	菟丝子30g	狗脊30g
巴戟天10g			

面及舌皆暗，脉又沉细，气阳不足自不必说，虽见有高血压，切忌清肝，而应固肾纳阳，引火归元。阳气下潜，肺自保，腠理紧闭自汗止。治以寒凉阳气更损，固外无力自弱，则汗更重。花甲之人，元气不足血行不畅，加以益母草清透和脉。

吴南京分析：

患者是气阳两虚，且有湿浊内阻。气阳虚则表不固，气阳虚则无力气化而生内湿，内湿重，则血行不利，由是血压升高。但患者又见脉数，这是湿瘀互结的化热，治疗上不能用清肝凉血，而是要固肾纳阳。如果以清肝凉血为治，阳气更伤，气化更不利，于是水湿更重，血行更不畅。

所以在大剂固肾纳阳的基础上，加用益母草、白茅根以利湿透热，再加厚朴、苍术运化中焦以燥湿。四药合用，使湿祛热除，阳气下潜而汗止。

临床上见很多中医治疗汗证，多以盗汗统于阴虚有热，而自汗统于阳虚不固，机械地用养阴清热治疗盗汗，用补气温阳治疗自汗，常常是有效有不效。要知阴加于阳才是汗，哪有机械地套方治疗？且汗出过多，必耗气伤阴，必要进行补养。

很多人因为被"高血压"一个西医检查数据，就完全放弃中医的辨证论治，起手就是平肝凉血，称可以治疗高血压，不知虚阳上浮之意义，又谈什么平肝？不懂湿阻血稠，血脉不畅会引发血流对血管壁的压力增加，又谈什么治疗高血压？

中医诊病，以四诊合参，西医的检查数据，仅是一个临床参考，切不可因此就放弃了中医四诊和中医学原理。套用实验室的药理作用，天麻、牛膝有降血压作用，就机械套药治疗。也不能见教科书上讲糯稻根、浮小麦可以止汗就谓之为止汗圣药。

★汗证，手心脚心严重汗出，冬季严重

杜某，女，58岁，横店人。

手心脚心严重汗出，冬天严重，每逢冬季，每日得换四五次袜子。潮热，面色不华。舌淡暗多津。脉沉细弱。

拟：健脾补肾，清肺肃气。

桑叶30g	黄芩15g	生黄芪50g	知母15g
鸡血藤50g	苍术30g	菟丝子30g	枸杞子30g
狗脊30g	巴戟天30g	陈皮20g	

手心通于心，足心通于肾，见手足心汗多，是元气亏虚不能固摄为患。见患者脉沉细弱，面色不华，这是体虚无疑。虚则补之，所以治疗根本在于健脾补肾，增加元气的固摄之力，冬季天寒，元气亏虚之人，遇上寒天，元气更弱，固摄更无力。心主血脉行血，肺为心之辅，肺气清则心清，以治标热。

吴南京分析：

患者淡暗之舌，脉又沉细无力，这样的潮热是下元亏虚引起的虚热上浮，治疗当清上、运中、固养下元，进行三焦并调，使上浮之炎降潜于肾。用桑叶、黄芩、知母清上焦之浮热，促使气机降潜；黄芪、苍术、陈皮补气运中；菟丝子、枸杞子、狗脊、巴戟天固养下元肾精，如此三焦并调，使阳气潜藏而不外越，这才是治疗手心汗的要义。虽之前也有医生用知柏地黄丸治疗，但效果平平，知柏地黄丸是清热养阴之药，而患者脉象沉细弱而不数，舌淡暗而不红，所见之热不外是潮热而已，患者是阴阳两虚，这自然不能用补肾养阴来治疗，用药过阴，反格阳不入肾。

方中黄芪、巴戟天、狗脊合用以补气固阳，阳气足才能固摄汗液，才能引阳入肾。如果用药上一片寒凉，自没有生机，脾胃亦损败，病更不愈。方中桑叶以疏散清透郁热，对于潮热之人，治疗上切忌过用苦寒，苦寒之药易冰伏热邪，而桑叶的疏散之性，伍于黄芩、知母，就可使黄芩和知母的冰寒之性得以疏散不至

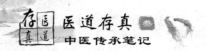
于会使热邪郁结。

患者虽仅是手足心汗，但因汗出过多，亦一样会伤元气，所以治疗上以黄芪、枸杞子、菟丝子等大剂甘药进行补养（就算狗脊和巴戟天，亦是以甘味为重），而少用苦燥和辛散之药。

笔记54：高血压

★高血压，伴腹胀，大便干结

赵某，男，50岁，东阳人。

体胖，腹胀，大便不畅、干结，面暗。舌暗瘀紫，苔滑。脉沉弦涩浊。

生白术60g	厚朴20g	枳壳20g	大黄10g
泽泻15g	茯苓30g	怀牛膝30g	巴戟天20g
鸡血藤30g			

脾肾两虚，湿瘀互结。湿阻中焦则升降不利，气机上逆而血压高，治疗得以运转中焦之湿，再辅以利湿降逆之属，使气机下潜。

肾为藏阳之所，无阳药引之则阳气不得潜，加一味巴戟天以引阳。

吴南京分析：

患者见湿阻，又见大便干结，是因为脾虚不能运化，造成肠中津液少而失润，中医学称为"脾虚不能为胃行津液"。《伤寒杂病论》中见"大便坚"就得用白术，就是用白术健脾而生津，从而大便得软而外排。本患因见明显的脾虚湿阻，于是治疗上用重剂生白术于承气之中。但患者见脉沉浊，所以大黄用量偏少，且久煎，以减弱大黄的泻下之性，以免伤阳。且大黄久煎能深入血分，和鸡血藤合用能逐瘀通脉。另外再加利尿药以祛湿浊之邪，务使体内瘀滞之邪速去。患者药后大便通畅，腹胀已除，一天三四次大便，治疗十余日，血压已接近正常值，脉的弦涩之象亦趋于缓和，但人见神疲无力，脉沉不能复。于前方加黄芪50g，炮附子15g。又治十余日，经过二十余天的治疗，患者体重降了六七斤，血压正常，但神疲未恢复。这是因为逐邪太过，去大黄，加山楂20g。又治疗近1个月，血压正常，患者体重又减四五斤，原来暗紫的舌象已转红，但还有零星的瘀斑。

高血压，本患明显由湿阻血脉引起，因湿瘀严重，治疗当以急祛邪气为上，使邪祛而正安。邪去大半，再减少逐邪药量，加大扶正之品，以免伤正气。亦可见治疗高血压之不易，切勿套用平肝重镇为治。本患亦是因为过用平肝重镇，大伤中焦之气，使湿邪内生太过而血压越治越重。

对于湿阻血脉的高血压，一定要活血化瘀，如本患瘀阻严重，还可逐瘀以通血脉。邪重药轻，常治不了病。

★高血压，头晕，面暗，失眠

洪某，男，36岁，东阳人。

腰酸，头晕，面暗，失眠，易饥，神疲无力。舌嫩红，舌面有两条痰线。脉沉细弱稍涩浊。

拟：补肾运脾，清肝调血。

杜仲30g	川续断30g	狗脊30g	菟丝子30g
泽泻15g	鸡血藤30g	生黄芪30g	苍术30g
陈皮30g	茯苓50g	葛根30g	钩藤20g

本患高血压是湿阻为患，然肾主气化，脾主运化。祛湿之本实以肾脾中求之，所以治疗之本以补肾运脾。病见失眠、易饥、头晕是有火热上冲所致。此火之由，是源于湿阻日久化热。肝为气机升发之枢，平肝则火气得降，再辅以泽泻、茯苓渗湿祛湿，这两药药性下行，亦可降火气。

吴南京分析：

湿邪闭阻，治疗上在于升降气机，切不可只降不升。但促使气机升发之药，一是用药性轻浮的风药，另外是用质地疏松，味淡之药。葛根就是属药质地疏松、药味淡的药。中药之用，味浊则沉，味淡则升。其实葛根不是风药，把葛根划到发散药中是有些牵强的，说葛根是风药，亦不外是因味淡质疏，药性上具有疏通之性而已。但在升提气机上，如紫苏叶、麻黄等药性轻浮的升提，和葛根这类通过气味俱淡的疏散升提不一样，轻浮之药的茎叶类药，升提效果要强于根类药。葛根、升麻的升提效果，远不如紫苏叶、麻黄等药，特别是麻黄，因中空而宣散，能升提气机，还能振奋元阳外出，用于临床常是一剂显效。

但本患因见脉象沉细弱，这是下元不足之症，因此不宜用升提太过的中药，而取葛根来升提，紫苏叶虽有良好的运中化湿，亦不用。另外，患者血行不畅，葛根还有很好的通络作用。并且治疗上还是重用固肾养精为主，使下元固养，升提气机亦不至于动摇而伤正气。

对于气机上逆方面要促使气机沉降，因湿阻，重点在于用渗湿下行药祛湿，而不能用金石药重镇来沉降气机，如果用金石药重镇，反使阳气下陷，脾更不运，湿更不得祛除。重镇之药在于肝风内动，镇肝之用一时而已，是不能过用的。

★高血压，心动过缓，左心增大

吴某，女，61岁，东阳人。

医院确诊为心动过缓，左心增大，面色萎黄，心悸心慌，二便少，纳可。舌淡暗，苔薄有青紫瘀块。脉沉迟无力，偏涩浊，右关寸无力。

拟：补气运血，温肾纳阳。

生黄芪80g	鸡血藤50g	桂枝10g	炮附子15g
干姜15g	苍术30g	陈皮20g	茯苓30g
菟丝子30g	当归15g	怀牛膝30g	生牡蛎30g

肾阳为一身阳气之根，心之运血有赖于肾阳，肾阳亏虚则心血不运。本患二便少亦为肾气亏虚，因肾司二便。元阳为气化之本，肾阳虚无力气化而生水湿，湿性缠绵，又伤阳，形成恶性循环。湿瘀互结则血稠，血管压力增高而患高血压，治疗得温肾潜阳，使阳回归于肾中，才能发挥正常作用而病除。

吴南京分析：

用药上以菟丝子、炮附子扶肾气，再以怀牛膝、茯苓、生牡蛎引阳气下降于肾，这个组合是固肾潜阳之用；患者湿瘀互结，一定要把湿邪和瘀阻进行分消，所以用苍术、陈皮、茯苓运中化湿，使湿祛而血稠下降，血流通畅，这才是治疗高血压之道，而不是一见高血压就用平肝重镇。

笔者很少用金石类的重镇药，但本患用了30g的生牡蛎来重镇，主要在于患者的心悸心慌，合以茯苓、怀牛膝之质重下沉，使降潜阳气的效果增加。另外，处方用黄芪、附子、桂枝、干姜等补气升阳之药，以防升阳太过动摇下元肾气，所以用牡蛎、茯苓、怀牛膝三药组合共达降气潜阳。

患者见舌暗，且有明显的青紫瘀块，这是较严重的瘀滞，治疗必要活血化瘀。但病体虚，活血药选择有养血作用的当归、鸡血藤两药，再加桂枝通阳，附子、干姜温阳共达祛散瘀滞的效果。方中用了桂枝、干姜、附子三药，干姜、附子、黄芪的组合应用，是一个变通的"四逆汤"，不外是用黄芪代替炙甘草而已。而桂枝之温，在于通经。血的运行在于气阳的充足，从全方黄芪、干姜、附子、桂枝、当归、鸡血藤、牛膝这样的一个组合来看，活血效果就很强了。所以活血化瘀不在于活血药量的多少，而是考虑瘀阻的同时，有什么夹邪，还考虑气血阴阳的不足进行扶补。

★高血压，面色潮红，潮热汗出

申某，女，52岁，横店人。

已绝经2年，面色潮红，潮热汗出，头晕腰酸痛，不时心烦失眠。舌淡暗多津，脉沉涩浊数。

拟：温肾潜阳。

泽泻15g	茯苓30g	菟丝子30g	巴戟天20g
杜仲30g	天麻20g	苍术30g	陈皮20g
丹参30g	怀牛膝30g		

舌淡多津，脉沉浊是肾气不足、无力气化而生湿水，湿重，血量加，心输血

量大，所以见脉数。此种脉数不是热，而是虚寒夹湿，如果治疗更以清肝重镇，阳气更损，湿更不得祛除。治以养肾促进气化而利湿，仿真武汤意。

吴南京分析：

本患是一个绝经后的女性患者，肾气已亏，治疗当固肾潜阳为上。但患者阳气上浮明显，温阳药不宜过量；虽见水湿明显，但利湿药亦不能过用，过用反伤正气，而是要把平肝的天麻，和降气的牛膝和茯苓、泽泻一起伍用，形成一个促进气机向下沉降的组合。

对于肾虚，虚火上浮的治疗，大多数是用"金石重镇药+补肾温阳药"的组合应用，要知肾主一身水湿的气化，肾虚多夹湿，脾恶湿，内湿一生，脾必受损，所以治疗肾虚见水湿之邪的患者，必要运脾，"真武汤"用白术，也就是为了健脾胃而制水湿。因江南外湿重，苍术之用在于运中而散湿，所以笔者多用苍术而少用白术。中焦湿邪化解，元气才能上下通流不滞，这是打通道路的问题，一定要解决。

湿邪重，血必不畅，所以加丹参，一是丹参的活血可以促进利水；二是丹参能清心，和降潜药合用，可以起到协同作用，能更好地使阳气下潜。

对于见患者的面有潮红象，很多人治疗会用夏枯草、决明子、菊花等清肝药为主药，这事要注意。清肝只会更损阳，患者之根本是阳气不足而上浮，所以不能用清肝镇肝之法。

★高血压，伴高血脂，胆结石

胡某，男，63岁，金华人。

血压收缩压190，舒张压90。高血脂，胆结石2.0cm。舌嫩红，中根苔厚腻。脉沉涩浊数。疝气。

厚朴20g	苍术30g	茯苓50g	泽泻20g
怀牛膝30g	巴戟天20g	菟丝子30g	紫苏叶20g
钩藤20g	鸡血藤50g		

疝气是阳气下陷，但观脉数，又有热。从舌苔腻、脉浊可知湿邪为其根本。湿邪闭阻化热，热势上逆而表现为血压高。湿邪阻滞清阳，阳气下陷则为疝气。治湿是其根本，湿邪一除，中焦得运，清阳上升而疝气得治；湿浊除则上逆之火亦随之下降。

上下都病取其中。

吴南京分析：

血压，是血流过程中对血管壁所产生的压力，如见血液浓稠度加大、血流过快、血管壁的弹性下降等因素，血压就会上升。血液的过于浓稠，从中医学的角度上来看是湿浊过重；血流加快是有热；血管壁的弹性下降，这是血管老化。对于湿浊之因，治疗得用运中化湿；治疗血流过快得清泄相火或祛除各种原因引起的内热；血管老化在于填精养血为本。

本患有高血脂并舌脉见湿浊之象，治疗的重点在于化湿浊。中焦脾胃是气机升降之枢，又是运化之本，所以运脾是一个核心问题。脾主运化，但脾的运化原动力来于肾气，患者年过花甲，肾气自虚，所以再治以固肾潜阳。阳气潜藏才能发挥正常的生理功能，脾才能运化。方中以厚朴、苍术、茯苓、紫苏叶运脾化湿；泽泻、怀牛膝、巴戟天、菟丝子固肾潜阳。且更加用钩藤平肝，以加强阳气的潜降之力。

患者自诉服用天麻、石决明、龙骨等药无数，越治越重，血压越治越高。要知过用重镇平肝，阳气不得升发，脾胃为之不运，痰湿反更盛，血更浓稠，血流不利日久化热，这是越治越重的原因所在。至于胆结石，亦不外是湿热之邪为患，根本还是湿邪为主，待脾运肾固，酌加一两味清肝利胆之药自应手而愈，而不是把胆结石作为一个治疗重点，动不动就是三金加通利药更伤阳气。

另外，治湿要考虑到气机的升发问题，清阳不升，湿浊难化，方中一味紫苏叶，一取其化湿之能，二取其升发之性，在大队沉降药中稍以升发，反更利化湿。

笔记55：心脏病

★肺源性心脏病（肺心病）

陈某，男，79岁，横店人。

慢性支气管炎，肺气肿，心功能不全。胸闷，不耐劳。气喘，冬天严重。脚底麻木，面暗。舌嫩红，苔白。脉沉涩浊，结代。

拟：运脾化痰，调血通络。

茯苓50g	姜半夏15g	厚朴20g	苍术30g
石菖蒲15g	鸡血藤30g	丹参30g	生黄芪50g
干姜15g	巴戟天30g	桑白皮20g	麻黄10g

肺主一身之气，心血畅行有赖于肺气的推动。肺痰闭久则损心，吸纳清气少则损肾，痰阻而损脾。所以哮病等疾无不见五脏俱伤。然肺中伏痰实是病根，病根不去，病永无宁日。所以治本病之标，必以化痰为治标之根本大法，参以肺、肾、脾及三焦的气化为化痰根本为治，多可治愈。

吴南京分析：

本患年事已高，且病情严重，要痊愈已不可能，只能缓解病情，提高生命质量。

患者虽见舌嫩、脉沉的气阳两虚之证，但痰瘀闭结严重，治疗时必要以治痰瘀为重点。但痰湿之源在于肾的气化和脾的运化，以及肺的宣肃进行调节，所以治疗本病，一定要三焦并调，而不是单纯的用活血化瘀药来治愈。本案用茯苓、半夏、厚朴、苍术、石菖蒲、桑白皮等大队运中化痰湿之药以治痰湿，使痰湿祛而通阳，心有阳可用；另加巴戟天温补肾阳，黄芪补肺气以使气化有源；阳虚之人必要脾虚并补，观"四逆汤""温经汤"等名方治疗阳虚，都用到干姜，可见阳虚之人，不单纯是温补肾阳，而是脾肾之阳要同时温，才能提高治疗效果。于是对本患用干姜和巴戟天合用以温脾肾之阳。患者虽说阳虚，但不用附子，是因为附子燥烈无生精之功，而巴戟天有补精之能，心主血脉，心损则要调营卫，营阴方面的作用，附子不如巴戟天。

患者虽说心损，但引起心脏不好的根源在于肺，所以用桑白皮肃肺，麻黄宣肺，促使肺之宣肃之能。肺吸自然之清气以运心血，肺中痰阻，但肺之宣肃不利，而吸纳清阳之功能亦下降，所以一定要考虑到肺体的宣肃之能，因为肺为水之上源，桑白皮和麻黄两药肺气宣利，伍用于茯苓等诸化湿药中，可以促进化痰湿之效。另外麻黄伍干姜、巴戟天、黄芪之中，又振奋元气，防外感。

★冠心病，舌淡、苔水滑样腻

田某，男，65岁，杭州人。

舌淡、苔水滑样腻。左脉沉涩浊，右脉关寸无力，结代。

生黄芪80g	苍术30g	陈皮20g	茯苓50g
桂枝20g	炮附子20g	鸡血藤50g	当归20g
菟丝子30g	石菖蒲15g		

冠心病虽然是因血脉闭阻不畅而得，但本患水湿明显。水湿重则血容量大，心脏负担也越重。治疗得祛水湿，减少心脏负担。但患者的舌淡、脉沉，阳气已疲，再强行攻水，则更伤气阳，所以治疗时重于补气温阳，而轻于化湿利水。阳气之根在于肾，加菟丝子以纳气固肾。

吴南京分析：

本患久治不效，在于治疗方向的错误。观前方都是重用活血化瘀为治，这是攻之无效，过用活血化瘀药，只有更伤气血。气血受伤，心无气可运血，又无血可养心，病只有越治越重。此患者，左脉虽见涩象，但脉有明显的浊样，还有水样舌苔，这是明显的水湿闭阻造成的瘀，治疗重点在于祛水湿之邪，而轻于活血化瘀。要活血，也仅用鸡血藤和当归具有补养作用的活血药。

要祛水湿，也一样要考虑患者的阳气问题，患者是一个年过花甲的老人，肾气多虚，自要固肾温阳为主，再以大剂黄芪补气，使气阳足而能气化，这才是治水湿之本。切不可见湿又过用渗利药以免伤阳气。

治水湿之要，一定要考虑到气机升降的问题。

清阳不能上清，则脾不能运化，肺亦不能治节。所以升清阳，一定要考虑到补气的问题，气足才能升发。另外还要考虑到酌用风药，利用风药的上扬之性，更好地促进气机的向上升。但风药方面要注意选择药和用量的问题。

患者因虚无力升清，补药重用，而风药少用。见有瘀阻的选择具有通经的风药。比如本患，选用桂枝，一方面是和补气温阳药结合，使气机更好的升发；第二方面是和鸡血藤、当归的结合能更好地促进血脉通畅。另外，在用量方面，不能太过，肾气越虚，风药的用量越少，以免升浮太过，动摇了肾气，更不利病情。

★心悸，面淡，舌嫩，脉沉，便软

蒋某，女，61岁，横店人。

心悸，失眠，神疲无力，面色淡白偏暗。舌嫩多津，脉沉涩浊，两尺无力，大便软。

生黄芪50g	苍术30g	炙甘草10g	石菖蒲10g
桂枝10g	鸡血藤50g	菟丝子30g	巴戟天30g
茯苓50g	龙骨30g	陈皮20g	补骨脂20g

面淡，舌嫩，脉沉，便软，一派阳虚，虽见心神不宁眠不安，可知是阳虚使然。患者年过花甲，对此种失眠心悸之治，必要固肾纳阳，阳气足则心行血有力。所以治疗镇潜的金石药不得过用，一味龙骨镇心收摄就可，如果过于镇潜，阳气不得升发，反不利心血行。

吴南京分析：

老年人阳多虚，阳虚失眠的人很多，治疗当以固肾潜阳，而不是清心宁神。

损心调营卫，患者阳虚湿阻之象很明显，但因心神已有不宁，治疗上温阳药不得过，而要选择一些药性温和的为好，用补骨脂、菟丝子、巴戟天等药，能固肾、养精，又有很好的温阳效果，不像附子、肉桂等药的燥烈伤精。如果营卫两气都伤，心悸更不得安宁。

患者虽见有水湿之邪，但利水药也不得太过，利水药中，以茯苓较为纯和，且茯苓质地沉重，和龙骨有很好的宁心作用。另外，猪苓、泽泻之类利水药太猛，反更伤阳气。阳气一伤，心无阳可以运心血，更不利病情。对于这点一定要注意，切不可见水利水，应以补养为上。

患者的失眠，主要在于心失养，见心悸和失眠同时并存，首先要考虑的是心失养的问题。因为肝火上亢的失眠必会见心烦、易怒等症状；如果是瘀血内阻的失眠，亦一样会见胸闷痹痛、脉涩、舌青等症状。所以针对一个花甲之年的老人，又见失眠和心悸并见，治疗无论如何都要以补养为上。切记！

★心悸，胸闷，太息

崔某，男，41岁，北京人。

心慌，心悸，胸闷，善太息。舌淡，苔白腻。脉沉细弱，稍涩浊，结代，右关无力。

拟：补气运血。

生黄芪80g	苍术30g	厚朴20g	陈皮20g
石菖蒲10g	鸡血藤50g	当归15g	巴戟天30g
菟丝子30g	葛根30g	黄芩10g	

太息这一症状要分虚实，见胁胀、心烦、乳痛、脉弦是为肝气郁结不疏，治疗当以疏肝理气。而本患见脉弱舌淡，是知气虚不足，宗气不用，治疗当大补宗气以运心血。气足则血畅，气足则血生，心得气血养而自安。气虚日久，阳气不足，是以见气虚不足之症，再酌加固肾纳阳以提高补气效果。

吴南京分析：

患者虽说只有41岁，时值壮年，但因为社会生活的种种压力，元气亏虚得多。患者脉沉细弱、舌淡，此种胸闷太息，是由宗气大虚、胸中无气可用引起，治疗得补气为主。所以重用生黄芪以补气，虽说心主血脉，但血的运畅，必要有气的推动才行，患者见气阳两虚为主，所以用药自以黄芪、巴戟天、菟丝子三药为核心。元气根本固牢，在此基础上再加用通畅血脉之药，但患者总是因虚而病，所以和血药选一味鸡血藤为主药，因为当归性滋腻，鸡血藤无滋腻之性，所以重用鸡血藤，而少用当归。至于三七、丹参之属，只有耗气伤血之不良反应，所以弃之不用。

患者见心悸，且有舌腻白腻之湿阻之症，但因为患者脉沉弱无力，所以去泽泻、茯苓等泽利之药。元气不足之人，除非标湿过重，急治标症时可用渗下，如果水湿不是很重，还是以燥化中焦为上。从"补中益气汤""归脾汤"等药方可以看出，元气不足之人，都去渗下之药，而加风药以促进气机上升。而"真武汤"诸方的渗利之剂，是针对标症很严重的应急治疗而已，自可知气机升降之理。

本患有医治以"生脉饮""炙甘草汤"诸方化裁，但药性过滋，且以养阴为主，针对气阳不足之人，这是治疗方向的错误。可见心悸之症，病因颇多，切不可以某方机械来治疗。

★心脏病，神疲无力，潮热汗出

张某，女，51岁，魏山人。

神疲无力，潮热汗出，视物模糊，腰酸痛，无力吸气，医院肺功能无法检查。舌淡红。脉沉细涩浊。

拟：固肾，补气，运血。

生黄芪80g	鸡血藤50g	葛根30g	苍术30g
陈皮20g	石菖蒲10g	枸杞子30g	菟丝子30g
狗脊30g	桑叶30g		

此患正值更年期，肾气大虚，肾虚不纳气，肺气不足无力运血，才是本病病机。治疗得以固肾纳气为根本，辅以补气运血。气血足则心血得畅行不滞。因见潮热，加一味桑叶清肃肺气。对此种心脏病患者，切忌大剂活血化瘀，而应以补养慢调为上。

吴南京分析：

损其心者，调其营卫。营从脾胃对食物的消化吸收中生，卫从肺对大自然的清气吸纳中获取，所以治疗心脏病，必要补肺气以促进心之行血，调和脾胃使血有化源。

但本患见腰酸痛、吸气无力、脉沉细，这是肾气大亏不能纳气，所以治疗时必要固肾纳气。

方中重用黄芪、枸杞子、菟丝子等甘药以补养精气，使心脏有血可行，有气可运。从患者视物模糊、神疲无力的症状上看，患者有血虚不养目，亦有气血无力承血于目，方中加用葛根，载气上行，使目有血可养。另外，葛根还有很好的通络作用，和鸡血藤伍用，畅行一身之血。

桑叶之用，一是和葛根相合以升提气机，二是清肺肃气，以制黄芪之温。桑叶轻煎，在于透表，比如治疗风热感冒的"桑菊饮"，就是用热开水泡着喝，就算是煎剂，也是水开稍煎就可。如果久煎，桑叶的药性就会向里，而达清肃肺气的作用。且桑叶清而不寒，凉而不滋。

心靠血养，治疗心脏病切忌用活血药太过，而是用一些药性纯和之药，稍稍疏通就可，如果片面用活血化瘀药，反更耗气血，心不得养。

★心动过缓，胸闷

倪某，女，60岁，横店人。

胸闷，食冷物则胃痛。舌淡红，苔薄。脉沉涩弦浊，结代。

拟：补气温阳，养血通络。

干姜10g	炮附子10g	炙甘草15g	桂枝15g

生黄芪60g　　　苍术30g　　　　菟丝子30g　　　狗脊30g

鸡血藤50g　　　石菖蒲10g

本患阳虚血瘀，血为阴物不能自运，得有足够的气阳来推动行运。所以治疗以"四逆汤"合黄芪、桂枝以补气通阳。因考虑患者年过花甲，肾气已亏，加菟丝子、狗脊以固肾。鸡血藤养血通络，加石菖蒲在于通窍运药。

吴南京分析：

患者脉见结代，总是因气血亏虚使心失养，治疗自当以补养为上。方中以黄芪、炙甘草、菟丝子、鸡血藤等甘药补养气血，通行血脉。因患者阳气亏虚，加干姜、炮附子、桂枝之温药以温脾，脾和经脉，使血更加畅行。

对于胸闷这一症状，有虚有实，其实很好区别。虚证的胸闷，多见患者会时不时地太息，长长吸一口气，胸闷就会觉得好转，过不久又觉得胸闷，又要长吸气以缓解。这是宗气大虚，当重用黄芪以补胸中之宗气，气足则胸闷自除。实证的胸闷，如果是肝气郁滞不疏，除了胸闷还会见两胁胀满不爽，亦不能长吸气，长吸气反而胸更气闷，治疗自当以疏肝解郁，用柴胡、香附、郁金等药为主。另外，痰湿闭阻亦会见胸闷，这种胸闷出现的同时还会见身体困重，四肢无力不想动的感觉，治疗当用化痰为上，可用二陈汤加紫苏叶等为治。瘀血闭阻也会见胸闷，特别是冠心病患者，常常是痰瘀闭阻，同时又见气阳两虚。治疗自当补气温阳，和血化痰。

而本患，除了胸闷，还见食冷物就胃痛，另有舌淡、脉沉等一派阳虚之象，治疗当以补气温阳为主，辅以通脉。前医亦见患者阳虚，用大剂干姜、附子为主药，要知温阳药多为燥烈伤阴血之品，过用则更耗损元气。血为气之母，血燥则气亦耗损，所以患者在治疗过程中，服药时稍见好，但药停后则胸闷更甚。

本患我治疗两周，病情好转，于原处方加枸杞子30g，党参30g，再巩固治疗。因患者中焦虚寒，一开始就用枸杞子、党参等药，恐中焦不运，待脾胃健运后再加滋养之药。而温阳药，则是原方不变。

★心绞痛，舌红，苔白

楼某，女，55岁，横店人。

腰痛，痛泄。舌红，苔白。脉沉细弱稍涩浊。

拟：运脾化湿，养血通脉。

生黄芪50g	黄芩15g	陈皮20g	当归10g
苍术30g	紫苏叶20g	狗脊30g	鸡血藤30g
菟丝子30g	补骨脂20g		

湿阻则血滞，痰湿闭阻会直接增加血液浓度，从而增加心脏负担，影响心脏的输血能力。本患见痛泄，脾虚两亏明显，所以治疗亦得运脾固肾，但针对痰湿滞阻，运脾化湿反成治疗的核心关键。心绞痛多为阳虚是没错，但气阳之虚带来的标症更是要急于处理。

吴南京分析：

患者腰痛，并见沉细弱脉，这是肾气亏虚之表现，并见痛泄，这是肝脾不和。前医有"痛泻要方"以疏肝健脾，但患者见脉象涩浊，所以风药不用防风，而是用紫苏叶，可以和中又能疏散郁气；因白术壅滞，所以用苍术之疏散以运脾，白芍酸收则去之。

患者1周后复诊，腰痛好转，痛泻亦止。于原方加炮附子15g，党参30g，继续治疗。

对于心绞痛，在发作时，一般用活血开窍为治。而对于针刺方面，以内关强刺效果亦理想。但平时一定还是要进行调补为上。因为心绞痛是以虚为主的瘀证，虽说有邪阻，但总体还是虚证。如本案患者，在心绞痛病中算不上很严重，但脉见沉细弱，还是虚。但笔者从临床上看，心绞痛的虚，虽说气血两虚，主要还在阴血方面为主，不外是心无血所养。所以治疗上一定要奠后天之化源，另加当归、枸杞子、菟丝子、党参等润养而不滋腻的治疗。

心绞痛，中医学称为真心痛，主要描述发病时的死亡率高，以及病情发展之快，以早上发作，晚上死亡；晚上发作，早上死亡。到了这样的地步，病情已经非常严重，元气将溃散，预后不好。所以在疾病之初就要重视，一定要及时治疗。

★心肾功能衰竭

马某，男，61岁，横店人。

神疲无力，面暗，呼吸不畅。舌暗红，面部瘀斑。脉沉涩弦浊。西医查得动脉硬化。

拟：补气温阳，养血通络。

生黄芪100g	苍术30g	茯苓50g	陈皮20g
鸡血藤50g	枸杞子30g	菟丝子30g	炮附子15g
泽泻15g	当归15g	桂枝15g	麻黄5g

肾阳为一身阳气之根本，心的运血功能得益于肾阳。患者见呼吸不畅，是肾虚不纳气所致，得以气阳中求之。重用黄芪以补下焦元气，更有补气运血之功。阴阳互根为用，无阴则阳无以依，用枸杞子、菟丝子以固肾，使肾阳得纳，气有根，呼吸自畅。虽见心和肾功能不全，病本则一。

吴南京分析：

本患原来检查心脏肥大，医院住院用利尿药治疗，胸闷稍有好转，出院后来找笔者治疗。

患者的病机是阳虚水泛，以到水气凌心的地步，但用西药利尿，只有更伤阳气。虽说用利尿药后胸闷稍见好转，但从病的本质上来看，病情反而在加重。

对于阳虚水泛的水气凌心，《伤寒杂病论》有"真武汤"为治。但因患者见神疲无力，又见舌瘀脉涩，于是重用黄芪补气，加鸡血藤、当归通血。因血不利则为水，患者见气虚血瘀和水邪凌心并存，治疗就不能再单纯地套用真武汤了，一定要把血脉疏通，才能真正达到利水的效果。用药处方，取"真武汤"和"五苓散"之变通化裁，但利尿药反而用量偏少，是因为原来医院已利尿半个月，气阳大伤，所以治疗的重点反而是以补气温阳为重点。

肺为水之上源，酌加麻黄以宣利肺气，使利水效果更好。阳虚之人最怕受寒，如此患更见风寒，可能会死亡，方中用大剂黄芪，再加附子、桂枝、麻黄诸药，扶阳于内，散寒于外，还可防风寒，使表更固。

★真心痛

饶某，男，67岁，杭州人。

医院查患主动脉粥样硬化，并心影增大，支气管炎，湿疹。不时心痛，面暗，唇紫。舌淡多津，瘀斑。脉沉涩浊。头晕无力。

石菖蒲10g	苍术30g	陈皮20g	生黄芪80g
鸡血藤50g	桂枝30g	狗脊30g	黄芩20g
紫苏叶20g			

面暗、唇紫、舌淡、脉沉，为气阳不足，运血不畅可知。治疗当以补气通阳、畅行血脉。但湿疹并发，是湿邪化热，得辅以清解外透，加用黄芩、紫苏叶、紫苏梗能芳化中焦之湿，一物两用。冠心病是为血行不畅为临床表现，但一定要分析是何因而成瘀，过用活血药，反燥血耗气。

吴南京分析：

用活血开窍（活血药和开窍药合用，如丹参、三七、冰片等药伍用）已成为治疗冠心病的一个通行治疗方案。本患心脏病已有十余年，一直服用丹参滴丸，但心痛发作时的效果很好，治了十余年，总是找不到有效的解决方法。家属找我去看时，是病情发作，因为平常的治疗无效，到杭州某大医院里住院才叫我去会诊的。

从患者的症状来分析，病之本在于气阳两虚，病之标在于湿瘀互结。单纯活血不去化湿，不把瘀和湿进行分消，血是很难通的，不要说治本，就算是治标也没有什么效果。治病之要，见有两种以上的病邪相合，一定要分消，能起到理想的治疗效果。比如见湿瘀互结，用化湿和化瘀药伍用；见湿热则用化湿药和清热散结药伍用；见寒湿互结，则用化湿药和温阳散寒药伍用；见食积有瘀，则消导运中药和化瘀药伍用，这都是分消之原理。这是邪气之分消，另外还要考虑到三焦和五脏的功能问题，比如湿邪，要考虑到上焦的宣肃、中焦的运化、下焦的气化问题；见瘀阻要考虑到肺气充足以运血脉和肾阳温煦的问题等。这才是治标病的重要原则，切不可针对某症状的药进行机械的用药。

病之标本会相互转变，比如大失血之标，会耗伤元气；元气亏虚会引起血脉瘀阻；受寒会伤阳而生湿；湿阻会伤阳。这都是标本相互影响的一些问题，治疗上都得重视。

★左心房肥大

许某，男，68岁，金华人。

不时下水浮肿，胃脘胀痛，胸闷。脉沉细弱，两关无力，两尺涩浊。舌淡苔稍腻。

生黄芪60g	苍术30g	厚朴20g	紫苏叶30g
石菖蒲15g	桂枝15g	炙甘草15g	紫苏梗30g
巴戟天30g	菟丝子30g	鸡血藤50g	

68岁的老年人，并见脉弱、舌淡，可知身体元气大亏。针对心房肥大，前医治以活血化瘀无效，要知水血同源，湿得则血稠，何况患者见脘胀、胸闷、苔腻之湿证，不和胃化湿，血不能清，心失所养，病自不能愈。

因老年肾气亏，更加菟丝子、巴戟天固肾纳阳以固肾。

吴南京分析：

患者虽没有达到"真武汤"证那样水气凌心的严重程度，但阳虚湿阻已是非常的明显。但患者还有很明显的中焦失运之象，脾主运化，所以治疗本病，必要重在健运脾胃为核心。

对于这种湿阻中焦很明显，且脾运已见失畅，所以化湿之法得以芳化和苦燥为上，而不能用利水药来治疗。因利水药一用，阳气反伤，脾更不能健运，所以方中用了苍术、厚朴、紫苏叶、紫苏梗等大队化湿理气药。更加石菖蒲开窍，使心气舒畅，才有利水湿运化，以解心中之湿气。

血水同源，水湿重，又见瘀阻，治疗要湿瘀分消才能使血脉通畅不滞。但活血通脉之药是必要应用，否则水湿必不能运化开。但久病体虚，加上患者年事较高，所以只用一味鸡血藤活血药以疏通气血，但用量要重，药量少则效力不足而通不了血。更加黄芪补气运血，补气生血，以鼓动气血运行。

对本患者的治疗，很多情况会用"真武汤"或"五苓散"等方，但患者有明显的中焦失运，只温阳利水，不运中焦之湿阻，元气上下不能通达，病势必难愈，所以治疗上一定要脾肾并调，并且以运脾化湿为重点。待脾胃健运后，再加利湿药，使水湿之邪得以速去。待水湿之邪祛大半后，又要加大扶肾养精的药，转为固肾养精为重点，这才是治疗之要。

 # 笔记56：中　风

★脑梗死，精神疲惫，面色萎黄

葛某，男，64岁，东阳人。

精神疲惫，面色萎黄。脉沉弱无力。两小腿疼痛不能行走，稍动则无力，不时大便干结，夜尿频，带脉一圈酸感。

拟：补气运血。

生黄芪80g	鸡血藤50g	葛根30g	生白术30g
当归15g	补骨脂30g	苍术30g	厚朴20g
陈皮20g			

脑梗死为瘀血闭阻之患，脑为一身之巅，诸阳之汇，气虚则无力升发，血无力上行于脑，脑之血行为之不畅，从而瘀闭梗死。所以治疗脑梗死，不得以活血化瘀为主，而要以补气升阳为主来治。活血之治，更不得以攻破瘀血，更要少用

虫类，以免更损元气，如实在有必要，也得在补气养血的基础上进行。

吴南京分析：

用地龙、水蛭等行血破血药来治疗脑梗死已成为当前的治疗常态，但常有患者服药数年，效果平平的情况。这主要在于攻破太过，伤了元气，气血两亏，强用通血治疗，无血可通，又如何通呢？所以用活血化瘀药治疗瘀血证，必要时时考虑到有血可活，不能过燥伤气血。如本患脉见沉弱无力，更不能过用破血强通，而是在大剂补养的基础上稍稍疏通。

药用黄芪为主，辅以当归、鸡血藤、葛根三药活血养血通络，且葛根能载药上行于脑，使脑中气血和畅，患者见带脉一圈酸感，又见神疲无力，虽是下肢疼痛，这种疼痛自是气血下陷造成的，用补气升清，自能解下肢之困。气为血帅，气足则血行，气弱则血滞。本案患者气虚明显，治疗上如果强行通血只会更伤气血，如果在大剂补气的基础上加用通养之物，就能起到很大的协同作用，使气血可以得到有效的补养，又能使气血畅行。另加白术、苍术、厚朴、陈皮以健运脾胃，促进后天化源，加一味补骨脂固肾养精。本方补中以疏通，疏通中以补。

本案辨治易误在西医脑梗死的病名，治疗上会过用攻破；如仅见小腿疼痛不能行走，则易误治于祛风湿活血来治疗，这两种治疗方法都是大损气血之治。患者本来下肢不通，是因医院检查有脑梗死之后，治疗半年才形成小腿疼痛的，后来越治越严重，直至不能行走。这就是攻破太过，损伤气血造成气机下陷，才使小腿疼痛。

★中风后遗症，大便干结不畅

王某，女，50岁，东阳人。

中风后遗症，右手麻木不用，面色萎黄，大便干结不畅。舌暗、苔薄。脉细涩数，无力。

全瓜蒌30g	生何首乌30g	当归30g	鸡血藤50g
枳壳20g	厚朴20g	石菖蒲10g	生黄芪60g

桃仁15g　　　　　葛根30g　　　　　桂枝10g　　　　　菟丝子30g

脉见细涩数而无力，是因体虚有瘀而化热，所以大便干结不得用大黄、芒硝等攻下，以免伤正气。手麻木不用，结合面色萎黄、脉无力，是气血不足，脉不充而血不畅。治以补气养血、通经活络。细涩数脉已出，活血药得选润养之用的桃仁、当归为善，以免化燥。便结更以润而通之。

吴南京分析：

患者是一个处于更年期的女性，肾气已亏，无力制约相火，相火上冲才成中风之疾。治疗之本在于固肾养精为根本，但本患者血虚很明显，且大便干结不畅，所以在润养上还得考虑具有润肠通便作用的药，方中大队全瓜蒌、生何首乌、当归、桃仁的应用，加一味黄芪和菟丝子，气血并补，肾气得固。枳壳、厚朴理气通于下，而葛根、桂枝升发气机以调和气机的升降。大便不畅之症，治疗上如不是因为实积（此积不仅仅是有形之邪的结滞，无形的火热也一样会结滞使大便不畅）当以调和气机的升降为主，而不能动不动就用大黄、芒硝攻下，否则元气下陷，中焦不运，气血更虚。

用活血化瘀治疗中风后遗症已成为一种习惯用药，如水蛭、莪术、川芎等药的应用频率非常高。虽说中风后遗症必有瘀血存在，但气血亏虚更是本病之主因。过用活血化瘀，只有使血更燥，气更亏。无血可行，病更重，很多中风后遗症越治越重，就是因为活血太过伤了元气。

本患的舌暗是因为瘀血有热造成，但这热是因为瘀结而成，治疗不在清热，而在于散结通腑。腑气一通，则热自除。此时之热结，和中风之初的热不同。中风之初的热邪上冲，治疗自当重用大黄之类以通腑逐瘀泄热以急治热结以保命为第一要务。而此时的热结则重点在于润养为上，这是有本质的区别。

★中风，下肢水肿，大便黏而不畅

患者，男，75岁，山东人。

素有脑血栓，脑动脉狭窄，遇风寒而致不能行走，左半身无力，下肢水肿，大便黏而不畅。

拟：补气运血。

生黄芪100g	苍术30g	厚朴20g	鸡血藤50g
地龙15g	石菖蒲15g	桂枝10g	丹参30g
菟丝子30g	葛根30g		

中风是中医学四大证之一，病因很多，治疗方法也不一，但血脉瘀阻是中风的一个重要情况，所以治疗不论何种原因引起的中风，都得活血化瘀。但治疗又不得偏于活血化瘀，而要审病因病机，如本例气虚为本，治疗则以补气为主，活血为辅。

吴南京分析：

自王清任创"补阳还五汤"，重用生黄芪为主、辅以少许活血化瘀药为辅的补气活血法，后世多尊用之。但可惜当前医院里有很多的用量限制，加上医患关系紧张等因素，使很多医院里的在职中医根本不敢用《医林改错》的原方，大多用黄芪三五十克，另外再加一些活血通络药为治，结果是效果平平。本患亦用补气活血为治，但少于变通。前医处方黄芪用量是50g，其他的则是原方不变地用药治疗。

要知中药治病之要，在于以药胜病，病重药轻，自然难以取得理想的治疗效果。补气活血治疗无效，又有医见患者下肢水肿，治以利水退肿，结果患者的病情反而更重。要知水湿内阻在于气化不利，患者年事已高，元气大亏，无力气化，升发不利，所以见下肢水肿。治疗的根本在于补气活血，清阳得升，湿浊自化。

于是笔者重用生黄芪为主药，另外再加葛根以通络升清，加桂枝以温经通脉，促进活血药的通脉效果，更加石菖蒲之开窍，促使气机的通畅。虽是取补阳还五汤之意，但针对具体的情况，还得有所变通。

学古人之药方，不是死记硬背某方治某病，而是学习一个治疗思路，一个治学方法。

★中风后遗症，筋脉疼痛，日夜不减

蒋某，男，69岁，横店人。

右半身不能活动，筋脉疼痛，日夜不减。夜尿频。舌嫩红稍胖，苔腻，舌伸出发抖。左脉沉细弦浊，右脉虚弱。

拟：补气运血。

生黄芪80g	苍术30g	陈皮20g	葛根30g
石菖蒲15g	制南星15g	地龙15g	威灵仙20g
菟丝子30g	覆盆子30g	鸡血藤50g	

元气亏虚无力运血，肢体痉痛实为经络里的顽痰死血为患，所以治疗在于补气通脉的基础上必要化痰。嘱家属给患者少量多餐服药，并在煎好的药汁里加鲜竹沥口服液60ml，为一天用量，促进化痰。朱震亨责于痰瘀，李杲责于虚，此患两者兼有。

吴南京分析：

中风之人元气必先亏虚才会中风，天下没有不虚的中风之病，哪怕是见肝阳暴亢的中风，也是因为肾精先虚无力，肝气才会使肝阳暴亢。更何况是中风后遗症的患者，体虚更不用说。

但元气亏虚无力气化而生痰湿，无力运血而生瘀，所以中风后遗症的患者，大多见痰瘀互结很严重，但身体元气又很亏虚。王清任创补阳还五汤以治虚而有瘀，但对于痰湿闭阻方面还有很大的不足。本患因痰瘀互结明显，于是把补阳还五变通，补益方面因为考虑患者是一个69岁的老人，所以加用菟丝子、覆盆子以固肾气。活血方面用葛根、威灵仙、鸡血藤、地龙合用以使通经活络更强。另外更加制南星、石菖蒲、鲜竹沥化痰湿。

患者药后半个月，肢体活动稍有进步，但筋脉疼痛没有很好的缓解。于是加针刺足三里、丰隆、内关等穴，局部取痛点进针。这样针药结合治疗数天，疼痛大见好转，可见中药治疗和针刺治疗，实有很大的不同，对于气血失畅的通调，有时针刺的作用要明显强于药物，且见效很快，时常是一针见效。特别是在中风抢救时的针刺治疗，往往药还没有煎好，通过针刺治疗，患者已经度过危险期。

笔记57：失　眠

★失眠体胖，伴高血压

赵某，女，50岁，魏山人。

失眠，平时饮酒，体胖，面暗，高血压，银屑病。舌淡苔白腻，边红。脉沉涩浊数。

拟：运中固肾，活血化湿。

苍术30g	厚朴20g	茯苓50g	泽泻20g
怀牛膝30g	菟丝子30g	巴戟天30g	丹参30g
鸡血藤30g			

50岁，肾气已亏，天癸将绝，气化功能自此下降，湿邪由此而生，舌脉更是一派湿象。酒性湿热，好饮之人，体多湿热，热邪上扰心神，才致失眠。治以固肾潜阳为本，辅以运中化湿，切忌酸枣仁、五味子之酸收。

吴南京分析：

患者之高血压及银屑病，都是因湿引起，虽是不同的疾病，但都是同样的病因。

湿邪黏滞，湿重则血稠不畅，于是血压才高；湿阻化热，郁阻于肌肤间，才生银屑病。所以治疗本案患者，不外化湿浊。湿浊去，则上浮之阳气自下潜于肾。

用菟丝子、巴戟天固肾纳阳；茯苓、泽泻、怀牛膝之下行药性，使上扰之热下降，且祛湿热；丹参通血清心；脾胃为气机升降之枢，加苍术、厚朴运中化湿，中焦得运，阳气下潜道路通畅才能下潜。

中医治病主要看病机，如果相同的病机，就可以用同样的思路来治疗，哪怕不同的疾病也一样可以用一个药方治好。本案患者，有失眠、高血压、银屑病，看是三个疾病，但病机都是湿阻化热而已，治疗上只要把湿化开，把热去掉，自然一切都安。而不是见皮肤病用清热解毒药，见高血压用重镇平肝药，见失眠用安神药。

本案患者服药后，当天就能安然入眠，治疗半个月时间，血压也平稳下降。后因着凉外感，嘱患者于原方加紫苏叶30g，桂枝20g。

★失眠伴眼干涩

王某，女，30岁，东阳人。

心烦失眠，面色淡暗，腰酸痛，眼睛干涩，夜中眼痛。月经后期十余日，量少。胃脘痞胀。舌红芒刺。脉沉细弱稍涩。

党参30g	厚朴20g	苍术30g	枸杞子30g
菟丝子30g	狗脊30g	杜仲30g	巴戟天20g
丹参30g	菊花15g	钩藤20g	

脾肾阳虚，又并见心肝火旺。初识以为调和难，实则清心平肝，气自归潜于下。然见胃胀痞之中焦不运之象，中焦是气机升降之枢，调中和胃，气机畅达，才能使上逆之浮阳更顺下潜。见脉沉细弱、腰酸痛，固肾为本。

吴南京分析：

患者见肝肾两虚很明显，是肾精不养肝，肝中相火上扰于心才见心烦失眠。前医用珍珠母、决明子等药重镇肝阳，患者药后稍好，但时日不久，心烦失眠更甚，渐渐的胃中不运而痞。脾之健运在于肾气之充足，脾才有阳可用，胃才有阴以养。过用重镇，阳气失升，脾则失运，才见胃痞。患者虽见心烦、舌红有芒刺，但脉不数，且月经延期十余日，这是精亏，而不是实火。如果实火必同时见实火症状，而不是用苦寒药为治，如果过用苦寒，反更化燥，心肝更不得润养，

121

失眠更不得愈。而应以固养肾中精气，平补阴阳，才能使气血化生，见肝火上扰心神，辅以平肝清心就可使上浮之气下潜。

治疗十来天，心烦失眠大见好转，月经将至，加原方怀牛膝30g，以促进月经排泄。服药三剂，下瘀血甚多。失眠亦随之而愈。

经后见患者脉象偏虚，去牛膝，加炒白芍20g巩固治疗。

本患失眠，因见舌红有芒刺、心烦并见，最易诊为火热，多会用寒凉平肝药来治疗。要知患者胃脘痞胀，如再用寒凉，中焦必失和而不运，使上焦之浮火不能下潜，失眠永不得愈。而应从脉沉弱无力，以及中焦失运，月经后期这些症状为综合病机来分析，可知脾肾两虚，精血亏损才使月经后期；精血亏损不能柔肝养心，才会心烦失眠。所以治疗的重点在于补肾健脾，而不是平肝清心。

但失眠必体虚，多有瘀血闭阻，在月经将行之时，要加大排月经药，因利导势，使瘀阻排出，血自归经，火自降潜。

★失眠伴夜汗出，下肢水肿

张某，女，52岁，东阳人。

夜中汗出，心烦失眠，脸上色斑，神疲无力，下肢水肿，腰痛，脘痞。脉细弱稍涩数。舌红偏暗，多津。

生黄芪30g	党参30g	苍术30g	厚朴30g
菟丝子30g	狗脊30g	杜仲30g	巴戟天10g
丹参30g	当归15g	桑叶30g	

此为三焦不和，下寒、上热、中焦湿阻，治疗得清上、调中、固下，三焦并治，使阳潜于下，而气血自和。

此种患者，单纯清上则胃更痞，温下则火更扰，必要以和胃运脾为和中方法，先贤云"五脏不和调以中"就是此意。

吴南京分析：

本患见心烦失眠，又见盗汗，都以养阴清热为治，越治越严重，致胃脘痞而不运，下肢水肿不消。这是过用寒凉伤了中焦阳气，清阳失升则胃不能通降，水湿不能化，从而见胃痞、下肢肿。

患者见脉细弱、神疲无力、腰痛诸症并见，是气血大亏，当固肾养精以促中焦运化，并纳阳于下，这才是治疗本病的关键所在。气血亏虚无力升发，所用的风药升提，以重用桑叶。桑叶重用久煎，以其凉性可以清肃肺热，顺气下行。其质轻又能和参、芪相伍而升提气机。

夜中汗出，是因为阳虚不固和郁热内扰。夜为阴，阳主固，夜里阴重则阳弱，所以夜里汗出；气血亏虚则血行不畅，瘀久化热，夜里阴重则血行更不利，郁热上扰则心烦不眠。如果再过用寒凉，则血更不畅，瘀热更重，阳更伤，表更不能固，所以越治汗出失眠越重。

因患者心烦明显，所以温阳下元的药不能过温，巴戟天也仅用10g，不外为了引阳入肾而已。如温阳药过重，恐内热更浮而心烦失眠不能止。静待元气之恢复，再适当调整处方寒热平衡程度。

气血亏损的失眠，治疗上切忌平肝重镇。

★失眠数年，自服清肝药不效

诸某，男，27岁，金华人。

失眠数年，服清肝镇肝药无数，胃胀脘痞，心烦。舌尖边红，苔稍厚。脉沉弦稍数。因不想再服中药，教以点穴按摩之法。

每晚睡前仰卧揉肚子10分钟，平时点按足三里、三阴交、太冲、太溪四穴。

过服平肝镇肝之药，强抑阳气升发，清阳不得升发郁于下而脾失运。揉肚子以促运化，再合足三里、三阴交和胃疏肝，太冲清泄郁火，太溪补肾潜阳。患者按上述方式做1周，失眠大见好转，胃胀痞已除。

吴南京分析：

平肝镇肝、清心安神的治疗，已成为当前中医治疗失眠的一大害。笔者前几年在横店义诊，患者较多，有时一天数十个，有很多患者久治不愈，带一大打中药处方前来看病，看的药方颇多。对于失眠的治疗，大多以龙骨、牡蛎、磁石、珍珠母、决明子、菊花、黄连、五味子、酸枣仁、合欢皮、天麻、白芍、茯神、百合等药为主，这些药不外是重镇肝阳药、清肝平肝药、养血柔肝药、收敛养阴药，很少看到会用其他的治法。要么有些医生迷信于某药某方专治失眠，也有见过用半夏一剂药量达八九十克上百克的猛剂。但最主要的还是集中在从肝论治失眠为主，哪怕患者见脉沉细无力，神疲气短的气阳不足之失眠，还是一样的镇肝平肝。

如本患的中焦不运，就是用镇肝平肝的治疗，使阳气无法升发，导致焦脾不能健运。这是补治出来的毛病。

我平时不太用针灸治疗，一是觉得烦琐，二是针灸治疗也不是一两下的事，特别是一些慢性病，要时常针灸才会有效果，患者来去亦不方便。大多还是开一个针灸处方，要么教患者自己平时自行按摩穴位，要么教患者按处方的穴位回当地找个针灸师操作。

本患失眠，已见明显的中焦不运，如用针刺治疗，本可用内关、足三里、中脘等穴治疗，但考虑到患者亦烦，还不如自己睡前揉肚子方便，这样可以促进肠胃的蠕动以运化中焦之滞，配合平时的按摩足三里以健运脾胃。另加太冲、太溪、三阴交以疏肝潜阳。

★失眠伴便不畅，夜尿频

王某，女，57岁，金华人。

便不畅，夜尿频，面色萎黄，颧红。舌淡，苔稍腻，尖边偏红。心烦，腰酸。

百合50g	丹参30g	党参30g	苍术30g
半夏15g	厚朴15g	当归20g	狗脊30g
菟丝子30g	巴戟天20g	泽泻5g	

便不畅、夜尿频、腰酸是肾虚不固；舌尖边红、心烦是上焦有热；舌淡、苔腻、面色萎黄是脾虚有湿。三焦不和，上热下寒，治以清上、调中、固下。阳

气有根则藏，阳足则肾气得固，夜尿止。患者抓药时因听药房人说泽泻利尿去泽泻，药效不佳。后嘱患者必要加用泽泻，药力顿显，可见治病精微之难。

吴南京分析：

百合、丹参清心除烦，患者久不睡，阳气上浮而涣散，用百合之收敛神气以安心神；党参、苍术、厚朴、半夏调运中焦，使上浮之阳气下降道路通畅，同时百合、丹参之凉性而影响中焦运化，治疗失眠，清上焦，一定无损中焦之运才是正道；狗脊、菟丝子、巴戟天固养下元。泽泻，只用5g，不外是引火下行。患者因听药房抓药的人说泽泻不能用于夜尿频的人，先去之不用，少了泽泻的引火下行，所以效果不显。加用泽泻之引火下行，所以药效马上明显。方中当归在于柔肝养血，调和气机，当归气味芳香，不仅能行血，且能和气。久不睡之人，元气亏虚，血行自不畅，虽有丹参调血但无当归之芳香质润之物为辅，行血之力大降。

对于丹参，古人说一味丹参功同四物，试想下，就一味丹参怎么可能和四物汤相比较呢？四物汤之用，有人见血虚有热，用生地黄、生白芍以凉血养血，加当归、川芎以通血脉，丹参亦有凉血通血脉的作用，但丹参实无养血之能，一定要注意区别。

对于百合，治疗心烦而久失眠的作用很好。不眠阳气必亢，元气必涣散，为了收敛元气，于是把酸枣仁、五味子作为专药，不知酸枣仁和五味子无清心作用，而百合还有很好的清心宁神之能，这自是酸枣仁和五味子不能比的。如本患用百合清上而能收敛元气，菟丝子固下元，巴戟天纳阳入肾，泽泻引火下行，这样可使浮阳潜于肾，失眠自除。

★失眠恶寒，神疲气短

柳某，女，55岁，横店人。

脉细数无力。心烦不眠。舌嫩红，恶寒，苔薄。面淡，神疲无力，气短。

| 党参30g | 生黄芪50g | 麦冬30g | 菟丝子30g |

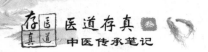

巴戟天30g　　　白茅根50g　　　　丹参30g　　　　地龙15g

苍术20g　　　陈皮20g

上热下寒，心肾不交，因见脉细数无力，所以清上重养阴清热。虽见恶寒，温下药不得太过，而应运脾为中心，使阳气四布而寒自除。因患者脾气急，肝气旺，所以加地龙平肝引气下行。神疲无力，重用参、芪，以防升浮太过，重用白茅根、麦冬以清之。总之要使三焦元气通畅，阳气得清为要。

吴南京分析：

本方分三路药，麦冬、白茅根、丹参、地龙清养降潜；党参、黄芪、苍术、陈皮补气运中；菟丝子、巴戟天固肾纳阳。

治疗失眠之要，在于调和阴阳两气的平衡，但总的原则，就是要把阳气潜藏于肾中，如果阴气不潜藏，心肾失交则眠必不安。

虽说有湿阻、瘀血、肝火、气血亏虚等诸多原因的失眠，但总的一个病机，就是阳气不潜。湿阻，是因为上焦之阳因痰湿之邪不能下潜于肾；瘀血，亦是因为血脉不畅，瘀血化热，造成阳气不潜；心血亏虚的失眠，是心失血养而浮火不能下潜，这都是阳气不潜之因。

如本患，因见短气，重用黄芪。虽说黄芪药性温而上浮，但方中有麦冬、白茅根、丹参、地龙等大队清养降潜之药为用，用黄芪也不会使阳气升浮而不眠。所以治疗失眠并不忌黄芪。很多失眠患者见脉沉弱无力，气短神疲，有时重用黄芪上百克，只要把夹邪祛除，亦一样可以安眠。所以本患虽见脉数、心烦，一样的重用黄芪，一样效果确切。

所以治疗失眠之病，重镇酸收，不是专利药，一定要详细分析患者的整体性问题。

★失眠伴耳鸣心悸

章某，女，61岁，横店人。

忧心忡忡，神疲无力，心烦失眠，心悸、耳鸣，不时语无伦次。医院诊为忧郁症，服药不效。舌淡暗，多津，舌尖红。脉沉细数。

龙骨30g	牡蛎30g	生栀子15g	百合50g
党参30g	苍术30g	厚朴20g	姜半夏15g
茯苓50g	鸡血藤50g	巴戟天20g	神曲15g

本患肾气大虚，心肾不交，阳气不藏上扰心神为患。前医治以五味子、酸枣仁等不见效，后加重镇则脾胃痞结。此患必要三焦并治，百合清上敛气，栀子泄三焦之郁火，运脾调中使气机通畅。更用重镇温阳，固下焦元气。久病体虚无力运血，复加鸡血藤运血养血，以使心肾交泰而愈。

吴南京分析：

患者见心烦、舌尖红、脉细数，说明是阴虚有热；舌淡暗、脉沉是阳虚不足。这是阴阳俱虚的表现，治疗当阴阳并补。患者的舌淡多津是有湿阻，针对这类患者，必要以补气运脾为核心，气血阴阳皆虚，如果脾胃再不健运，后天之气血化生无源，就是神仙都无能为力了，何况患者有服重镇药使胃痞的情况，更是要健运脾胃为核心。用党参、苍术、厚朴、半夏、茯苓、神曲健运脾胃，可促运化，使气血生化有源。

但因久病不愈，元气耗散，收敛元气势在必行，重龙骨、牡蛎、百合收敛元气且能清心潜阳，再伍生栀子清泄三焦郁热，使热祛而阴得养。又阴阳互根为用，无阳则肾不能纳阳，加巴戟天以引阳。很多人一见患者心烦有热的失眠，治疗都是一路清凉，对于实热证引起的失眠自能起到一定的治疗效果，但对于下元不足（特别是阴阳两虚）的患者，如无温肾药为引，阳气无法下潜，自难以取效。

气虚则血不运，患者久病气虚，血必滞而不畅，哪怕是没有见脉涩、舌瘀的瘀血症状，亦一样要适当加用调血之品。本患心失血养，活血药选一味鸡血藤重用，以取养血活血之用。

患者治疗1周，病情大见好转，但体力还很差，原方加生黄芪50g。又治疗1周，患者见精神焕发。治疗月余，二诊之方去龙骨、牡蛎，加菟丝子30g，枸杞子30g。巩固治疗。

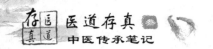
★失眠伴五心烦热

郭某，女，49岁，横店人。

潮热，五心热，心烦，失眠，腰酸，胃痞，绝经半年。脉沉细弦涩数。舌红多津。

白茅根50g	桑叶30g	泽泻15g	巴戟天15g
党参30g	厚朴20g	苍术30g	益母草30g
狗脊30g	杜仲30g	菟丝子30g	神曲10g

天癸已绝，肾气不足则脾失健运而痞，虚火上浮则心烦失眠，治以固肾纳精为本，运脾为辅，先后天并养，则下元自充而虚火得下潜。再辅以白茅根、桑叶清透，药后安然入眠。前医治以重镇，金石伤胃，中焦不运，火不得潜。

吴南京分析：

本患是典型的更年期综合征，治疗上多用重镇潜阳为主，但临床上常不效，或见失眠好转而脾胃损伤。要知肾虚之虚火上浮之人，潜阳一定要考虑阳气潜降的道路通畅问题。脾胃为气机升降之枢纽，重镇清泄来潜阳，反使阳气下陷而中焦脾胃失运，于是痰食积滞于中焦，使上焦之阳下潜的道路阻塞，于是久治不愈。

治火热之要，针对不同的病情，治疗上有苦寒直折，有清疏透热，有通利小便、化痰、化瘀等祛有形之邪而祛热。但不论怎样治，一是要考虑到火和其他邪气的相合问题（如火热之邪会和瘀血相合、和痰饮相合、和食积相合等）。二是要考虑火热之邪的郁滞问题（火和热不同，在于程度上的区别，都为阳邪。但火热为无形之邪，必要有一个载体为依附，所以治疗火热必要考虑火热的依附体，是因为这个依附体才使火热之无形之邪郁滞，所以治疗火热切不可过用苦寒，以免使火热之邪气更郁滞不通，所以要重视疏散和清透。《内经》讲的火郁发之，指的就是疏散的问题）。三是要考虑火热产生之原因（有虚而发热，有因病而发生火热，治疗切忌见热就用寒凉，如果火热之病因不除，火热永不得愈）。

本案的治火，白茅根、桑叶、益母草等药的治火热是清疏的治法；泽泻是泻有形之水湿之邪，益母草是疏散有形之瘀滞，苍术、厚朴、神曲是散有形之痰湿食滞。

★失眠伴畏寒不化

翁某，女，43岁，横店人。

稍多食或食冷物则胃痞不运，宁心重镇药则胃不能消，食凉药胃痛呕吐。腰酸，无力。舌淡苔滑。脉弱。

参芪健胃颗粒1包，每天3次。

热水加适量醋泡脚。肉桂、丁香研粉外敷腹部。

失眠的病因很多，本患是脾胃不和，治疗得以调和脾胃为本，用参芪健胃颗粒轻药缓调。足下穴位能引火（气）下行，再加泡脚、外敷以引火归元，相火得藏不上扰于心而眠自安。

吴南京分析：

患者中焦不运，后天气血化源不足，所以心无气血养、痰湿闭阻，上阳不能下潜，所以失眠。治疗当疏运中焦，引火归元。但患者因久治乏效，对治疗已经失去了信心，更不想服中药，不得已只得用中成药慢慢缓调中焦以促化源。

另外，用热水加醋泡脚，以使火气归元。患者因见脾胃虚寒失运，用肉桂、丁香等温热辛香之药外敷腹部以温通。

笔者从小在山村中长大，因为山村里地处偏远，医疗条件很差，村民生病大多是用民间土方土药来治疗，特别是外治法的应用，山村里实在时常能一敷定乾坤，所以我一直留心于此。后来因父亲生病后，看了很多古医书，对于中药外治，笔者从吴师机处学习颇有心得。记得我女儿小时，因穿开裆裤，天气转凉时常会着凉而腹泻，于是用辛温芳香之药研粉做了一个肚兜外敷于腹部，效果很好，甚至着凉后成水泄，肚兜敷上后，不到两小时就可止泻。

本患如我上法治疗一天，见不时肠鸣，矢气频频，屁气总是恶臭难闻，胃痞就大见好转，人的精神亦好转。治疗三四天，胃痞得运，失眠虽有效果但并不很理想，患者此时对我已信任，叫我用中药治疗。药方如下。

党参30g	苍术30g	厚朴20g	茯苓50g
紫苏梗20g	半夏30g	干姜10g	麦芽30g
焦三仙10g	当归20g	菟丝子30g	巴戟天20g

嘱患者把药煎好，置保温杯中，不时少量频服。这是虚寒湿阻之失眠，药后患者胃口大开，而且治疗不再失眠。

★失眠伴夜尿频

叶某，女，50岁，横店人。

面暗，心烦，口臭，口苦，夜尿频。舌淡暗胖。腰酸。右脉弦涩浊偏数，左脉偏弱。

拟：清上，调中，温下。

黄芩20g	连翘15g	桑叶30g	黄芪30g
苍术30g	厚朴20g	干姜15g	补骨脂30g
狗脊30g	川续断30g	鸡血藤30g	

心烦为上热；口臭、口苦为中焦不运；夜尿频、腰酸为下元不固。

年过半百，肾气已亏，肾气亏则脾虚不运，脾虚则湿痰闭阻、化热，热气上冲才致失眠。所以此火为郁热之虚火，但治疗要固肾调脾以促运化，脾胃健运才能从根本上解决上冲之火势。上焦得清火自潜，下焦得固火自藏，中焦得运气机畅通不滞。

阳入阴则眠。

吴南京分析：

本患病情看似复杂，但细细分析，就可知患者不外因为肾虚不固为患，治疗的重点在于固肾潜阳。但阳气之下潜，要看很多情况，如果肝阳过亢则平肝以潜阳；痰湿过重则化湿以潜阳；瘀血闭阻则化瘀以潜阳；上焦有热则清心肺之热以潜阳，没有一个定论，要看病情而定，切不可一见虚阳上浮就用重镇。如本案患者，虽见上焦有热，但治疗还得再用桑叶以疏散，火邪之郁滞不散，如果纯用寒苦只会更伤脾胃，过用重镇亦损中焦，何况本案患者有明显的中焦不运之患，治疗时更要疏散和清透相合，切不可再用重镇和苦寒直折。

本案患者，从面暗、腰酸、夜尿频、舌淡暗等情况来看，自是下元亏虚，所以固养下元为根本，但患者因见腰酸、夜尿频，选用固肾之药，得具有壮骨之能的狗脊、川续断、补骨脂为上，附子、肉桂等温阳药，没有壮骨之能，又无固肾之力，所以不选用。

对于上焦之热，虽说心火不潜，但一定要考虑到肺的问题。肺为五脏之华盖，虽说没有见到咳嗽等肺系症状，但一样要考虑到清肃肺气的问题，所以清上焦用黄芩直折火热之势，且清肺，再用桑叶散肺中邪热。

★失眠，便溏

钟某，女，74岁，横店人。

肩颈不舒，便稀溏，面暗体疲，心烦失眠。舌暗胖裂纹。易中暑。脉沉涩浊，右脉偏弱。

拟：运脾化湿，养血通络。

生黄芪50g	苍术30g	茯苓30g	陈皮20g
干姜15g	炒山药30g	补骨脂30g	厚朴10g
麦冬30g	黄芩20g	桑叶30g	鸡血藤50g

阳不入阴则不眠。本患见便稀溏、面暗、神疲、舌淡暗胖、脉沉全为气阳两虚不运生湿之象。虽见舌有裂纹，但不能诊为阴虚，实为阳气虚弱无力升清所致，清阳不升则心失养而烦。前医治以养阴清热，是为心烦、舌裂纹所拘。本患见上焦阴虚，亦是上浮之阳所灼所已，治疗还得调中固下，使上火得潜藏。

吴南京分析：

药用麦冬、黄芩、桑叶清上焦之热，又养上焦之阴，使上焦清肃而能降气逆，治火上逆之要，必要清养上焦使气顺降，廖仲纯说治火在于降气就是这个道理。用苍术、茯苓、陈皮、厚朴运转中焦之气滞，使上火下潜的道路畅通，患者虽说见舌有裂纹，但见暗胖之舌，沉浊之脉，这自是中焦失运，下元不固的阳虚湿阻之象，所以治疗上一定要调运中焦之气机；再用炒山药、补骨脂固养下元，使阳气得藏而不上扰，这才是治疗本案失眠的大旨。

患者久不眠，身体虚弱，血行必不畅，因此治疗上还得考虑到活血化瘀。活血药中的郁金、丹参、牡丹皮、赤芍等虽有良好的清热通络之能，但养血效果不好。当归虽有养血之力，但是当归性润，患者又见湿阻中焦，所以还是选择鸡血藤为好，既有良好的养血效果，又有很好的活血通络之能。

本案患者，最易使人误治于养阴清热。要知上焦有阴虚，亦有热，但这热是虚浮之热，治疗在于潜阳于肾。上焦是有阴伤，但这阴伤是因为上浮的虚热所灼伤，治疗还得潜阳入肾，这才是解决上焦有热伤阴的根本问题。何况肺主气，肺气足肺才能肃降，所以重用黄芪以大补肺气。有人问我为什么重用黄芪还能治疗失眠，这只是用黄芪于大剂清肺肃肺之药，又有茯苓之下利重镇之性，如果把整个药方的用药比例比较，用黄芪、干姜之温于麦冬、黄芩、桑叶、茯苓的清养肃降之中，又何来之浮。

★失眠十余年，伴腹部寒泻

厉某，女，65岁，横店人。

失眠十余年，面色萎黄，精神疲惫。脉沉涩弦浊稍数。经常腹泻，腹部怕寒，不时心烦，舌尖边偏红，苔滑厚腻。

拟：运脾化湿。

紫苏叶20g	紫苏梗20g	厚朴15g	陈皮15g
干姜15g	黄芩20g	姜半夏15g	生黄芪50g
鸡血藤50g	桑叶30g	补骨脂30g	炒山药30g

胃不和则不眠，讲的是脾胃不和痰湿内阻化热，热势上扰心神，导致心神不宁而失眠。本患脉浊，舌苔滑腻，腹泻，腹怕寒，是脾气阳虚生湿。舌尖红，心

烦，实为寒痰化热而成，治疗从"泻心汤"的辛开苦泻思路以治，温中运中，辅以清上焦之虚邪，如误治于镇肝凉血，病必加重。

吴南京分析：

本患有明显的湿阻，治疗上自是运中化湿为要，但笔者治疗还是用燥化和芳化湿邪之药，没用渗利之药的茯苓。主要是因为患者清阳失升，茯苓渗下而会使气机沉降。又有人说泻下是湿邪，茯苓可用，但要考虑到病程的长短，病情的轻重等因素，并不是说见湿邪都可用茯苓、薏苡仁等渗利药来治疗。

渗利之药，多用于病程短、湿邪严重的泄湿病为用。如果病程长久，患者元气亏虚升清无力的尿毒症，即使重剂利湿，但也是在大剂补气扶阳的基础上进行，单纯利湿只会使人的阳气更耗损。而对于水湿之邪不是很重，又见气阳不足的情况，治疗上还是以燥化和芳化为主。因为湿为阴邪，得阳才化，利下伤阳，反使气机更陷。至于叶桂说的利水通阳，是针对时邪，这点是要注意的。

治湿要升降气机，所以本患用黄芩、桑叶的清肃肺气来降气机。另外，化湿药中的紫苏梗、厚朴亦能宽中降气，如此的组合，也能使气机升降。

失眠则阳气过张而使元气过于涣散，因湿邪重，所以用补骨脂和山药，而不用酸味的五味子、酸枣仁来收敛气机。所以治疗失眠，用五味子等酸药，是为了针对失眠耗散元气进行气机的收敛而已，主要用于阴气方面偏虚的收敛。而对于湿邪闭阻的失眠，再用阴酸之药，反不利化湿，所以收敛气机的用药应有针对性地选择。

★失眠伴便秘

陈某，女，50岁，金华人。

失眠，便秘，口腔溃疡，左半身无力，腰颈酸痛。舌淡胖，边有齿痕，苔稍腻。脉沉细弱浊涩。

当归20g	桃仁15g	厚朴20g	生黄芪60g
生白术30g	枳壳20g	菟丝子30g	狗脊30g

巴戟天30g　　　泽泻15g　　　葛根30g　　　知母15g

从症状分析，本患下元虚亏，中焦不运，形成湿阻化热，热势上扰心神而眠不安及口腔溃疡。治疗得固下，调中、清上、三焦并治。清上在于肃肺宁心，以达潜阳之效。本患虽见失眠上火，但金石重镇之药不宜用，以免影响中焦运化，湿气不除，热邪难祛。

吴南京分析：

患者便秘，伴半身无力，可知这便秘有血虚肠失润养一方面，也有气虚无力运肠一方面。舌脉上无火热之象，且是寒象见症，所以治疗上还得以补气温阳为主，而不能一见口腔溃疡就是一路的清热。笔者用一味知母，也不外是制黄芪和巴戟天的浮热而已，目的是和泽泻配合，促进阳气下潜。且方中运中枳壳、厚朴、生白术、当归等药为用，使腑气得通，于是上逆之浮热随大便而泄，自不要过用清热而热自清。

阳气因烦劳会上亢，失眠则阳气上升，于是口腔溃疡才发作，而不是内热为患，这是虚火。李杲说甘温除大热，患者虽没见大热，但已见半身无力，这是元气亏虚之症，所以重用黄芪之甘温补气，气血并补，兼以疏通血络。

从患者的年龄段和腰颈酸痛上来看，肾气亏虚才是根本，且偏于阳虚，所以方中用巴戟天、菟丝子、狗脊相伍，取固肾壮骨生精之效。但药后患者大便得通，失眠得安，口腔溃疡也好。

对于这样的失眠，切不可用五味子、酸枣仁和金石重镇药机械治疗。如用收敛和重镇为治，脾胃更不运，气血更不能生，肾气更不能补养，如是之治，失眠和口腔溃疡终不能愈。

★失眠伴泄泻

邱某，女，40岁，义乌人。

长期失眠，不时腹泻，面暗，腰酸痛。舌淡暗，边有齿痕，苔稍腻。脉沉涩浊，右关无力。

菟丝子30g	覆盆子30g	狗脊30g	川续断30g
炒山药30g	补骨脂20g	苍术20g	陈皮20g
鸡血藤50g	生黄芪50g	炒白芍20g	黄芩15g

本患是为肾虚血瘀而病，肾虚则脾不运，气化不足，湿邪内生。治以补肾运中祛湿邪。因失眠是元神涣散太过，所以加白芍以酸敛之，酌加黄芩清上，两药合用共达制约温药，以免化热。舌及面部色暗，血行不畅，一味鸡血藤重用，以取养血活血。

吴南京分析：

失眠之因，总不外是阴不入阳为患。从五脏来说，是心火不入肾水。本患肾虚症状已很明显，治疗自当以补肾纳阳为主，取"交泰丸"清上温下之意，更加大队固肾填精之药以固养肾气。

夜里主阴，人体的阳气要潜于阴分才能健康。长期失眠，是阳气长期外散，古人用酸枣仁、五味子、白芍等酸收之药谓之治疗失眠，也就是收敛肝气，使肝之疏散之力下降而心少受扰。但并不是治疗失眠的专药，而是要看是因为什么原因造成的失眠。

古人有用半夏治疗因痰湿闭阻之失眠；有用酸枣仁等酸收治疗阴虚失眠；有用百合清养治疗失眠；有用活血化瘀治疗失眠等。而不是一见失眠就用一些所谓的安神药来治。

要知心神受扰，有营卫两方面的问题，营分为阴，卫分为阳。营卫失调，则心神不宁，所以又有用"桂枝加龙骨牡蛎汤"来治疗失眠，也有用温肾潜阳治疗失眠，更有用气血并补的"归脾汤"治疗失眠。所以见失眠一定要审虚实问题。如不见有明显的内火上扰症，清热药要少用；如不见有明显的肝阳上亢少用金石重镇药。

★失眠伴胃胀经少

吴某，女，38岁，义乌人。

心烦失眠，面暗色斑，不时胃胀。月经量少，淋漓难尽。脉弦细涩，左关无力。舌暗瘀。

菟丝子30g	巴戟天30g	益母草30g	生黄芪50g
泽泻15g	鸡血藤50g	苍术30g	陈皮20g
石菖蒲10g	丹参30g		

月经量少、淋漓难尽、脉细而面暗，是肾精亏虚使然。肾气虚则经水少，肾气亏则虚火上浮而心烦，肾气亏则脉不充而血瘀。治疗总不外补肾固血，但瘀血化热和虚火上冲，调血之药得选择凉性的药物，用以清上浮之火，丹参更有清心除烦的良效。

吴南京分析：

本患有明显的心烦，看似以热为患，但患者从整体症状来分析，还是虚证。

心为火脏，得有肾精来涵养，患者肾精亏虚，无力涵养心火，心火就不能下潜于肾，于是见心烦失眠。患者心烦是有热，但这热来自于两方面，一是肾虚引起的虚火上浮，一是瘀血化热。所以在固肾养精的基础上，必定要清透瘀热。

我看病时，边上有一人懂中医，看我用巴戟天、黄芪，大笑。但患者药后能安睡，二诊之时，患者因听到边上人的言语，亦问我为什么用了黄芪和巴戟天还能治疗失眠。要知肾为阴阳之根，如无阳药，阳气又何以入肾？久瘀有热，气必虚，自然要用黄芪来补气。另外方中有益母草清透瘀热，丹参凉血除瘀，再加上泽泻的引火下行，以治瘀热和上逆之浮火。且患者有不时胃胀的症状出现，这是肾气亏虚引起的脾胃失运。"胃不和则不眠"，方中另有和胃化湿之药以运转中焦，使气机之枢得以通畅，上浮之郁的下行道路通畅，自能安眠。

如见此病心烦，还是大剂清热药为治，见月经淋漓难尽则用收敛药来涩，必成坏证。

★失眠伴咽部异物感

厉某，女，47岁，横店人。

心烦，难入睡。咽中异物感，咽不下，吐不出。两颧微红，眼眶及环口色暗，太阳穴边有色斑。月经量少。舌红，苔薄，瘀。二便可，腰酸痛。脉沉涩弦数。

拟：温肾潜阳，清肺肃气。

炒白芍20g	桑叶30g	黄芩15g	鸡血藤50g
苍术30g	黄芪50g	菟丝子30g	覆盆子30g
狗脊30g	怀牛膝30g	泽泻15g	巴戟天20g

咽中异物感称为梅核气，实为痰瘀闭阻于咽。脾肾为化湿之根本，脾肾一弱则水湿不化，湿阻日久则血脉亦随之不畅。湿瘀互结化热上冲，扰乱心神则失眠，阻于咽则梅核气。治疗得调中固下以治本，辅以调血顺气之品。肺为五脏之华盖，肺气清肃能制肝火之上炎之势，阳气自纳。

吴南京分析：

患者见明显的心烦和失眠，有火是必然的，但有火切不可就用寒凉药来清。从其他症状上来看，见月经量少、眼眶及环口色暗、腰酸痛、脉沉并见，这是明显的肾精亏虚。两颧微红是虚火上浮，所以治疗一定要考虑到阳气的降潜问题，阳气要潜于肾中，才能发挥正常的生理功能。所以治疗上，就要敛肝清肺，再加牛膝、泽泻等药引火下行。

如果见有浮热一症就用清热来治，反更伤阳气，阳气越伤，越无力依附于阴分，就越会上浮，失眠就越严重。

从本患的上浮之热来看，有多种热相合为邪。有肾虚的虚火上浮，也有瘀阻化热上扰的问题存在。所以在固肾潜阳的同时，一定要用活血通经，使瘀阻化开，火邪才得以疏散。用桑叶，一是为了清肺顺气，二是和鸡血藤的配合起到疏散热邪的效果。

★失眠十余年，舌面瘀斑

陈某，男，68岁，金华人。

失眠十余年。舌淡红,苔腻,舌面瘀斑。脉沉涩浊,结代。

姜半夏30g	茯苓50g	苍术30g	鸡血藤30g
生黄芪50g	陈皮20g	菟丝子30g	丹参30g
巴戟天20g			

失眠病因众多,但总的机制不外因邪气或体虚引起阳气不能入营阴。本患明显的湿瘀互结,可知失眠之因为湿瘀闭阻,使阴阳两气不得交通而成。脉见结代,心脏也受损,但病因还是湿瘀影响心脏的运血功能,所以培养气血以养心,则神宁。

吴南京分析:

本患失眠十余年,百药难效,多是平肝清心等药为治。要知心失宁静有他邪扰心神者,不仅是肝火上炎一种病因。比如心脾两虚的失眠,还有"归脾汤"为治。《伤寒杂病论》中也有针对痰湿闭阻的失眠重用半夏来治疗的。另外,自王清任倡瘀血失眠后,很多人医治失眠都会考虑到瘀血问题。本患见瘀血很明显,所以活血化瘀是必然之要。切不可一见失眠,就把酸枣仁、五味子、合欢皮、首乌藤等药视为治疗失眠的专用药。更不能乱用石决明、珍珠母等重镇平肝药来治疗失眠。要知心为血所养,但心还得有阳气来运血才行,如果阳虚心血失畅,一样会扰乱心神。王清任用活血化瘀治疗失眠,就是因为心的行血功能下降,导致心神失养。

方中用黄芪、鸡血藤合用,进行补气养血又通血,使心血调和而得养;用半夏、苍术、茯苓、陈皮运化中变之湿,使上化源足而生血;更加丹参清心活血,使血行更畅。痰湿内阻,在于气化不利,加用菟丝子、巴戟天是为了补肾以促进气化,从而在根本上治疗痰湿。

对于痰湿瘀血互阻的患者,一定要进行化湿和活血同时进行。活血药可以促进化痰湿,痰湿祛除又可以促进血脉通畅。

笔记58：健　忘

★健忘，声音沙哑

张某，男，76岁，横店人。

严重健忘，声音沙哑。脉沉细弱，涩象明显。舌淡暗有瘀斑，痰线。

拟：运脾补肾，养血开窍。

生黄芪50g	苍术30g	陈皮15g	姜半夏15g
枸杞子30g	菟丝子30g	覆盆子30g	石菖蒲15g
鸡血藤50g			

高年健忘，脉见沉弱，此为肾气大亏，精髓不足，脑失养所致。咽为人体气机上下的门户，观《伤寒论》咽痛列入少阴篇，可见音哑亦为肾之病变。治疗得以补肾填精为本。脉涩、舌瘀是行血不畅，亦为元气亏虚，无力运血而成。舌见痰线，是气化不利所致，治疗时少佐调血开窍就可。

吴南京分析：

人之记忆在于脑，脑为髓海，精生髓，补髓在于补肾填精，肾精足则脑髓足，自不健忘，这是虚的一面。另外，对于健忘还有实的一面，如痰火上扰，瘀血闭阻等病理因素，都会影响脑部的血液供应，从而使人健忘。

本患虚实并见，补虚在于固肾填精，治实在于通血化痰开窍。但因患者年事已高，用药不能过猛，要不身体难以承受。因此，所选之药还得药性和纯为好。

患者治疗半个月，健忘稍有好转，但也不是很明显。但脉象明显有力，于原方加川芎15g，白僵蚕15g，蜈蚣3条。又治半个月，健忘大见好转。并且老人平时会不时手抖也一并治愈。

回忆王清任所创一系列的活血化瘀药方治疗各种疑难病，本患瘀阻明显，通经活络的药应重用。但接手治疗时，因见脉沉弱无力，过于通经活络，又恐元气不支，所以先调补半个月，待元气稍恢复后，再加大通经活络的药，是以使脑中有血可用而健忘得治。

对于老人病的治疗，虽见邪实，但攻击之时一定要审脉之强弱，这很重要。因为老人五脏俱虚，元气不足，如见邪攻邪，元气不支，反成坏证。所以攻补之中，一定要时时审元气之强弱。

★健忘，伴口渴，夜尿频

严某，男，71岁，横店人。

严重健忘，不时口渴，夜尿频。脉弦数，舌红瘀斑。

天花粉30g	菟丝子30g	覆盆子30g	苍术30g
枸杞子30g	石菖蒲10g	补骨脂30g	党参20g
陈皮20g	丹参30g	鸡血藤30g	

脑为髓海，髓由肾精所化，高年之人肾气亏虚而脑失养，所以健忘。尿频为肾之封藏不力，肾气亏虚，行血无力，所以瘀血而见舌上瘀斑。瘀久化热而舌红、脉数。治以健脾、固肾、养精。热势上灼加天花粉、丹参；因瘀用丹参、鸡血藤。心主神志，加一味石菖蒲以开心窍。

吴南京分析：

患者见脉弦，弦脉是老年人的脉象。人老了，血管弹性会下降，把脉时多见弦脉，因为血行脉中的压力会加大，所以老年人的血压大多会见偏高。另外，脉数、舌红、口渴并见，看似阴虚，但一定要考虑到夜尿频频的问题。所以治疗上不能一见口渴脉数就用麦冬、沙参等养阴药来治疗，而是要考虑到老年人肾虚无力蒸腾、津液不能上承的问题；另外，人老了元气不足，无力运血，患者已有明显的瘀血见症，这样的舌红脉数更多应该考虑瘀阻化热，所以治疗根本还是在于固肾气。

　　用枸杞子、菟丝子诸药固养下元，考虑阴阳互根互用，温阳药也不选择附子、肉桂等燥药，而是用补骨脂的温润之药，且有很好的固肾缩尿效果。上浮之热，一味天花粉就可。有人见口渴用葛根来治，要知葛根虽不是像麻黄、紫苏叶等风药的轻浮，但因为其味轻能浮，所以现在教科书把葛根一药列到解表类药，虽说葛根汤可以治疗风寒项紧，但葛根汤中的主药还是麻黄，如果葛根汤失去麻黄的散寒之药，就不成葛根汤了，用葛根治疗项紧，是取其气味轻能浮，又能通络的作用。所以对于这样的一个患者，一用葛根反易动摇下元根本。所以对于下元亏虚的口渴患者，不能用葛根来治，而是应用天花粉为好。

　　老人的身体之虚，是五脏都虚，方中用了天花粉、丹参、枸杞子等药，一定要考虑到脾运的问题，见病治病，不去考虑脾胃的运化，药不能有效地消化吸收，轻则治疗效果不好，弄不好反伤脾胃而生他变。

笔记59：眩　晕

★眩晕，面暗色斑，易渴不饮

　　王某，女，29岁，横店人。

　　面暗色斑，易渴不饮，肩膀酸痛，头眩晕，呕吐。舌嫩胖多津。脉沉细涩浊。

生黄芪60g	葛根30g	姜半夏15g	茯苓50g
钩藤20g	苍术30g	陈皮20g	菟丝子30g
巴戟天30g	鸡血藤50g	狗脊30g	

　　渴不饮同时并见舌胖多津，可知体内痰饮阻滞不畅。痰饮为阴邪，内阻则阻遏阳气升发，血脉不畅，则肩膀酸痛；阻于中焦则胃不得通降而呕吐；化热上冲则见头目眩晕。

　　治疗以运脾祛湿通利中焦气机为好，稍辅平肝固肾以降逆。

吴南京分析：

《伤寒杂病论》中提到患者眩晕因水湿内阻引起，特别是湿邪重症的"真武汤证"来治疗阳虚湿阻的疾病。本案患者同样是阳虚湿阻，所以笔者治疗时亦一样仿真武汤的温阳化湿思路，因为患者还有明显的血脉不利，所以加了鸡血藤来通利血脉。

但患者药后三天，效果不是很理想，于是嘱患者加生姜30g，半夏15g。再服三剂大见显效，肩膀也不再酸痛。实在感叹一两药之差，效果就是天壤之别。

治湿，不仅仅是运中燥化和利水渗下，还要考虑到气机的升发问题。方中用葛根，就是取其味淡而升，可以促进逆气的升发，以增加化湿之力。但患者有明显的中焦不运而呕吐，没有嘱患者再加生姜，这是我的失误。后来加了生姜的辛散之力，又加大了姜半夏的用量，使中焦痰湿速化，上逆的气机得以下降，所以眩晕立减。

眩晕之为病，见肝阳上亢必不会像本患这样一派湿阻之象。但加一味钩藤，是为了平肝而达到固肾的目的。"真武汤"用白芍，很多人理解是利水太过以防伤阴，这是很可笑的理解。其实白芍的应用在于敛肝平肝，加上利水药的下降之性，可以使上浮之阳气得以下潜，真武汤中白芍和附子合用，是使附子之温热之性沉潜下焦。因为肝为肾之门户，平肝实为固肾。阳气潜降，才能发挥其正常的生理作用，从而使气化更利，更易祛湿。本案用钩藤，亦是平肝达到固肾潜阳的目的。

★眩晕，呕吐，腰酸痛

陈某，女，63岁，横店人。

双手稍用力就想吐，接着眩晕，腰酸痛，面暗唇紫。脉沉细弱稍涩。舌红苔薄。头重。

拟：和胃化湿。

生黄芪30g	党参30g	姜半夏15g	钩藤20g
厚朴20g	菟丝子30g	杜仲30g	鸡血藤50g

脾主四肢，四肢动则脾气升发，本患脉沉弱、腰酸痛并见，是为脾肾两虚。脾肾虚则气化不利而痰湿内阻，从而影响血行。治疗运脾固肾以治痰之本，加一味钩藤以制肝阳上冲，厚朴降胃气逆，使痰湿化而阳气得潜。患者虽无苔厚，但见头重之象，平时临证诊断对症状的综合考虑是确诊的关键。

吴南京分析：

患者的手一用力就想吐，接着就晕。看是一个怪里怪气的疾病，但从中医基础理论上理解，自是很好理解的。四肢的清阳，在于脾的健运。加上患者头重，这是有湿，自然就能明确疾病发生的原因是脾虚湿阻。治疗的重点在于运脾化湿。但因患者脉象沉弱无力，下元亏虚升清无力，所以治疗上用药缓和以慢调些时日，等到脉象有力些再进一步治疗。

患者元气亏虚，又见湿阻，此时的治疗，如用渗利则阳气陷下，如用升清则动摇下元，所以用缓中运中，待元气稍恢复再调整治疗思路。治病之难，难在攻补寻机。记得蒲辅周治疗一例身体极度亏虚的患者，患者什么都吃不进去，只会喝点绿茶，于是蒲老就叫患者只喝绿茶以候胃气。本案患者虽没有虚到那种程度，但亦是很虚，所以仿蒲老的思路，甘药调中，以候元气。

如本患药后脉象有力起来，加用苍术、茯苓等药以加强化痰湿之效。因患者手一用力就想吐，还得加用生姜、竹沥。但这些都得待元气稍恢复些再作定夺。

★眩晕

徐某，男，40岁，永康人。

儿时只要一紧张则眩晕，失忆一样，多方治疗不效。大便一日数行。舌嫩红，苔白稍腻。脉弦涩稍数，右关无力。

拟：运脾化痰，平肝调血。

石菖蒲10g	僵蚕20g	钩藤20g	姜半夏15g
厚朴20g	苍术30g	鸡血藤50g	生黄芪50g
黄芩20g	紫苏叶20g	炒山药30g	

此患为风痰深入血络，惊则气乱而生痰，痰闭心窍则神昏眩晕。脾主运化，为生痰之本，治痰必要运脾。情绪紧张则气机上逆，肝主升发，降气在于平肝。用石菖蒲、僵蚕、钩藤三药以合开窍、血络、平肝之力以治标。痰湿闭阻，血脉必为之不畅，用鸡血藤通利血脉。

吴南京分析：

治疗痰浊引起的眩晕，前医有"半夏天麻钩藤汤"，但本患病程长久，治疗时笔者仿其意，用僵蚕易天麻，以取僵蚕祛风痰通络之功。再辅以大剂运脾补气之剂以绝痰源。患者大便一日数行，这是脾虚之升清无力造成，所以补气运脾的同时要用促进气机升提的风药，方中的紫苏叶就是此意。因脉象见数，加黄芩，且黄芩清肺以肃气，合于平肝药中，能促进降气效果。

用僵蚕、钩藤、黄芩平肝肃肺以降气机；黄芪、紫苏叶补气升提；用石菖蒲、半夏辛开，厚朴、苍术苦燥调运中焦气机，这样人的气机升降有序，痰湿自能消除。

痰浊之性黏滞缠绵，治疗时一定要疏理气机，而不是见痰就猛用化痰药。如果气机不疏理，气血不通畅，只用化痰药治疗，效果并不理想。

生痰之源在于脾，但脾运化的动力根源在于肾，所以治痰浊，还要考虑肾气的强弱。如果见腰酸膝软、脉沉细无力的肾虚症状出现，治疗一定要以补肾为根本，如果还仅是运脾化湿，效果亦不明显。

痰浊的标症严重不严重，这也是一个很关键的问题，如果痰阻不是很严重而脾肾两虚无力升清明显，治疗时不能用渗利药，以免气机下陷不利，痰反更难消。

笔记60： 头 痛

★头痛，神疲无力，动则汗出

竺某，女，37岁，杭州人。

神疲无力，动则汗出，累则头痛。易怒，怒则失眠。舌淡，边有齿痕，尖红，瘀点。脉细弱稍弦涩。

生黄芪30g	党参30g	苍术30g	陈皮20g
地龙20g	当归20g	丹参30g	柴胡10g

此为肝郁脾虚，郁已化火。前医治以归脾汤、补中益气汤不效，是不清火。郁则气结血瘀，血脉瘀阻不畅则化热。补气调中以治本，平肝清透以祛郁热，辅以养血通络，通血闭之结。是以七剂则痛除，再服甘药以巩固。

吴南京分析：

患者见神疲无力，动则汗出，累则头痛，舌淡，脉细弱，诸症来看，全是气虚为患，治疗自是以运中补气为主。但用归脾汤、补中益气汤等治疗不效，主要是对于肝郁气滞所引起的气血瘀滞没有重视，且患者易怒，要柔肝养血以制肝之相火。

药用黄芪、党参、苍术、陈皮补气运中，以促后天化源；地龙平肝、当归柔肝、柴胡疏肝，再加丹参清心以制肝阳，使肝气得平，相火不上扰而头痛自愈。

治病之要，重视审主证，这是没错，但兼证一样得重视。临床治疗上，如果兼证不治，治主证常常难以取效。有人说治病在于抓主证，但抓主证，治疗主证无效怎样办？比如气虚痰湿闭阻，只补气，不治痰湿，反使痰湿更重；阳虚湿阻，只温补阳气，不治湿浊，反使药之温热和湿浊合成湿热；痰阻影响血行，只攻瘀血，气血更耗伤，痰浊更生，不治痰湿又怎么能达到理想的祛瘀效果。这些临床的实际问题都要考虑到主次两方面的问题，切勿听到别人一句"抓主证"，就机械地针对主证治疗。

如本患虚证明显，看是主证，但气虚之外还见瘀阻和肝阳上扰，单纯补气，只会使肝阳更亢，肝火更上扰头，头痛又怎么好得了？所以治病得视病情的演变而制订治疗方案。本患头痛止，脾胃健运后，又加了白芍、枸杞子、菟丝子、杜仲诸药，以固养下焦元气，这才能做到真正的治愈。

★妊娠头痛，孕三个月

张某，女，35岁，东阳人。

孕三个月，面暗色斑，前额头痛，不时呕吐，腰酸无力。舌红，边齿痕。脉沉弱。

炒杜仲30g	桑寄生30g	党参30g	厚朴15g
菟丝子30g	紫苏梗15g	姜半夏10g	黄芩15g
当归10g	苍术20g		

妊娠反应的种种治法，总以保胎为第一要务。本患腰酸、脉弱、面暗，一派肾虚之象，治以固肾养精壮腰为本。呕吐是因为纯阳之胎，引发阳气上逆，治以和胃顺气，再加一味黄芩清肺肃气以降逆气。胎要养，血脉必要和畅不滞，少用当归以和脉。

吴南京分析：

对于头痛的治疗，前人多从经络在头部的分布走向进行区分，比如前额为胃、后脑是膀胱、两侧是胆等。对于这些经络分布而定头痛的病位，是很机械的，只能作为一个参考，而不能武断地判定。如偏头痛，特别是病程长久的偏头痛，病机主要是肾精亏虚，而不是胆气不利。如再治以疏利少阳，只会更耗肾精，病更不愈。后脑痛，更多是阳虚。所以治疗头痛，还得四诊合参，全面分析。

如本患，孕三个月，脉象应是滑利而偏数，但患者却见沉弱脉，这自是元气亏虚不足之表现。所以治疗的根本在于固肾补精、补气运脾，如果再拘泥于前额为阳明胃，阳明是多气多血之腑，再治以清利肠胃的药，或用一些所谓的专药，如阳明头痛用白芷、巅顶头痛用藁本等，这些机械的应对治疗，无异于给病情雪上加霜。

受孕之胎，全赖母体气血为养，气血不足则胎不得养。肾主生殖，胎儿之固在于肾气的充实。所以治疗妊娠头痛，一定要考虑到胎儿的成长问题。本案患者，我用固肾养精、补气运中培养先后天，促进气血的化生，治疗数天就大见好转。后来再加用枸杞子、覆盆子等药巩固治疗，胎儿月足而产，且怀孕期间没再见头痛呕吐之患。

★头胀痛如裂

柯某，男，62岁，嘉兴人。

不时头胀痛如裂，胃痞，纳呆，大便不畅。舌淡胖多津，瘀斑。脉沉涩弦。

党参30g	苍术30g	茯苓50g	厚朴20g
僵蚕20g	天麻20g	钩藤20g	怀牛膝30g
肉桂5g	丹参30g		

此为肝强脾弱之患，治以抑肝扶脾。

久病入络，加丹参、僵蚕以活血通络，加肉桂引火归元，使元阳下潜以复正用。前医治以风药、活血，不知燥血更甚，肝不得养则痛不止。但本患病程长久，不得求速效。

吴南京分析：

患者是我一朋友的父亲，素来脾气急躁，自十年前起就时常头痛，但不是很严重。后来一次因和家人有口角引发剧烈如胀裂的头痛，自此不时发生。听说天麻可以治疗头痛，于是自行到药店购买天麻服用，有时会有些效果，但后来又不见效。于是去看中医，中医师见舌面瘀斑很明显，于是用大剂风药和活血化瘀药治疗，开始亦取得一定的治疗效果，但后来渐渐地也没有效果。后来又吃了一些不知道什么成分的药，脾胃也伤。

本患中焦不运很明显，治疗必要畅运中焦，使上亢之阳能下潜，再加大剂平肝降气之药以引阳下潜，阳潜于肾不浮越才能治头痛。患者见舌胖多津，这是水湿阻滞，水湿和瘀血互结，治疗一定要分消，切不见只化瘀不消水湿。

患者服药半个月，原来每半个月发作一次的头痛，有半年没发作，脾气也好转不少。但好景不长，到了秋冬之交突发中风。朋友来电话叫我去嘉兴治疗，到嘉兴后，询问为何当时服药效果好，不再复诊换方巩固治疗。朋友回复说，当时见父亲的病情大见好转，全家开心，哪里还会想到再诊巩固治疗。

百姓求医治病，都是以某一个自觉症状来判断疾病的善恶，同时亦以缓解症状的效果来判断医生的水平。如找到某一个药方，缓解症状的效果很好，就以为是神方，善加收藏。病急之时乱投医，症状稍有缓解就惜财如命，不再治疗。

本患服药半个月，只是缓解了症状而已，虽说脾胃痞胀亦好，但患者总是脉沉涩之象，还得复诊加大固肾养精药及温通阳气之药，使五脏平衡，气血通畅的思路再继续治疗。

★头痛，遇寒、遇热、劳累则剧

吴某，女，30岁，南马人。

遇寒、遇热、劳累则头痛发作，前额痛连及太阳穴。面色苍白。舌淡暗多津，舌边齿痕，舌面多瘀斑。右脉无力，左脉细涩。

当归20g	鸡血藤30g	僵蚕20g	半夏20g
厚朴20g	苍术30g	巴戟天30g	泽泻15g
茯苓50g	党参30g		

虽说有遇寒热则头痛，但有劳累则头痛的症状，结合舌淡暗、脉无力，可知这种痛是虚痛。体虚则不耐寒热，虚则无力气化而生痰湿，虚则无力运血而瘀。所以治疗之法以补虚化湿调血。久病入络，加一味僵蚕通络化痰。

吴南京分析：

气血两虚，头失血养而痛，治疗自当以补养气血为要。前人虽有治疗头痛用川芎之说，但川芎只是疏通气血而已，只有燥血之能，而无补气之用，所以本案的通血药用当归、鸡血藤补养而通，再加僵蚕搜剔络脉之血滞。补养之要在于调补脾肾，何况本案患者脾虚湿阻明显，所以用党参、苍术、厚朴、半夏、茯苓、巴戟天、泽泻补养脾肾且祛痰湿。

治疗十来天，见患者湿阻之象稍退，加枸杞子30g养阴血。

月经期间加益母草30g、桂枝20g以疏通经水。

患者因虚而瘀，治疗时元气未复，疏通不能太过，以免伤元气。但月经期，是女人除旧之机，再加益母草、桂枝增加疏通瘀滞的作用，使体内的瘀阻随月经而外排。治疗有瘀阻的女性患者，一定要重视月经期间的排瘀，平常服药化瘀效果不明显，而在行经之时加大祛瘀药，使瘀滞之物排出体外，这是祛邪之法，和平时的消瘀之法完全不同，效果要明显得多。

中医治疗上常说到要让邪有出路，很多人一般理解为外感病的发汗之法，都局限于用汗法排汗谓之使邪有出路。但通利二便，排泻经水等，亦是一样的使邪找出路。如湿阻于内的利尿法、热结于内的承气汤通大便，一样是使内邪有出路。而女人的瘀滞通过月经外排，亦一样是使邪有出路。

可惜很多中医，见女人月经期间不敢治疗，更不敢用活血化瘀来排月经而排瘀滞之邪。可惜，可惜。

★头痛，眩晕，背酸痛

陈某，男，69岁，横店人。

头痛眩晕，背酸痛，面色淡暗，纳呆，舌胖多津，苔稍腻，脉沉细弱、稍涩浊，医院查患脑梗死、心动过缓。

生黄芪60g	苍术30g	茯苓50g	葛根30g
鸡血藤50g	桂枝10g	石菖蒲10g	厚朴20g
炮附子10g	地龙15g	泽泻15g	

西医查病可谓中医四诊之延伸，检查得脑络不通，不通则痛，此为痛之源。瘀久化热而为之目眩头晕。脑为一身至高之处，气阳不足，清阳不得上升，脑络行血不畅。患者舌淡多津，脉沉细，湿邪严重，利湿才得以通阳，所以取葛根、茯苓、泽泻合用，升清降浊并举，再辅以通络活血。

吴南京分析：

因患者有明显的头痛和眩晕症状，在治疗上，最易以平肝重镇为治。要知头为身体最高处，为一身阳气之总汇。阳气被湿邪困阻不得上升，头部的血络就为之不通。本患者是一个年近70岁的老人，有头晕，是有肝肾不足的存在，但湿邪之标更得速祛，如湿邪不祛，治以平肝固肾，脾更伤，湿更重，病更不得愈。

所以治以补气运脾化湿，辅以通络，治疗的重点在于运脾化湿，而不在于活血通络。因湿阻严重，一定要使湿瘀分消之。湿浊祛则瘀血易通，如果强行活血，更伤肾精，气血更不得畅通。

但患者总是高年之人，在湿祛大半的基础上，有必要参用菟丝子、补骨脂等固肾养精药以固元气根本。但见湿重之时，切不可乱补，也不可乱用平肝药。因为脾的运化在于肝的升发，一用重镇平肝，阳气下陷，脾更不为用。要知湿阻之阳亢，只要湿浊一除，则阳气随之而下潜。

化湿之本在于肾，制用在脾。脾不健运湿浊难化，何况患者有纳呆的症状出现，明显需要以运脾为根本。

治湿要升清阳，也要补气阳。生黄芪、炮附子、葛根、桂枝补气升清；茯苓、地龙、泽泻泄湿浊。再以苍术、厚朴运中化浊，使气机升降得宜。

★头痛，伴胸闷，潮热，汗出

宋某，女，52岁，内蒙古人。

头痛，胸闷，咽痒，潮热，汗出，体胖，面淡。医院检查患高血压，心律失常，胆囊炎，舌淡苔白腻，边多齿痕；脉沉涩弦浊。

| 怀牛膝30g | 泽泻15g | 巴戟天30g | 柴胡10g |

| 茵陈20g | 黄芩15g | 苍术30g | 陈皮20g |
| 干姜15g | 紫苏叶20g | 生黄芪50g | 鸡血藤50g |

五十妇女，肾气已亏，虚阳上浮而热；胆囊炎是湿热为患，两热相交，上冲之势迅猛。治以疏肝利胆去湿热，以治热之标；固肾潜阳以治热之本，使湿热祛，相火得藏。湿热之病，最以困脾，脾运湿祛，标热才能祛除，治肝胆之病，脾为上，见肝病而治脾为此理。

吴南京分析：

头痛病因颇多，有痰、火、瘀、虚等，本患之痛，从胸闷、体胖、苔白腻、脉浊等症状来看，是明显的痰湿上扰为患，治疗得以化痰湿为治。因患者正处于更年期，且有潮热、汗出等症状，看是很错杂的症状，但从病之根本来说，不外是肾虚不能气化生痰湿，痰湿化热和上浮之虚火合邪上逆于头。前医治以天麻、地龙、郁金诸平肝通络不效，要知肝为阳气之门户，本就痰湿内阻的病机，再加平肝，中焦势必失运，痰湿更重，头痛更不能愈。

治疗当以固肾潜阳为本，辅以运脾化湿，针对湿热合邪，更加用茵陈、黄芩等清湿热药，使湿祛而阳气亦随之下潜。然治湿之要在于升降气机，气机升降失常，不能升清，则湿浊不能降。方中怀牛膝、泽泻、茵陈、黄芩诸药以合降浊；巴戟天、柴胡、紫苏叶、生黄芪、干姜以合升清；另外，苍术、陈皮以运中，使气机升降之路通畅；湿阻血行必不畅，加一味鸡血藤通血。

但患者因目前痰湿之标症严重，是以攻中带扶正，而随着湿热之邪的祛除，通利之药得减量，另外应再加菟丝子、枸杞子等固肾之药为好。

中医学讲"急则治标，缓则治本"，就是此理。

★头左后脑及左耳侧痛

金某，女，63岁，横店人。

头左后脑及左耳侧痛。舌红，根苔厚腻。脉沉涩浊稍数。口苦，医院查脑供血不足。

柴胡15g　　黄芩20g　　茯苓20g　　陈皮15g

丹参30g　　苍术20g　　炒白芍20g　　钩藤20g

葛根30g

身体的经络如一张网，沟通身体的气血行畅。本患头痛部位循胆经而痛，再结合口苦、脉数，可知为胆经郁热而成。胆和肝为表里，胆不利则肝不能疏泄，脾胃由此而不得健运而生痰湿，痰湿闭阻，影响清阳升发。所以此头痛还有清阳不能上达的层面。

郁火在于疏透，清阳不能升在于和胃化湿。

吴南京分析：

患者肝郁胆热，用柴胡疏肝，黄芩清胆热。口苦为中焦不运之郁阻化热而成，用茯苓、陈皮、苍术运中。再加炒白芍、钩藤平肝养肝，使肝气不上逆。丹参、葛根通血络。

本患因治疗及时，头痛才数天就来治疗，才一剂药就诸症全消。原来夜里心烦不眠，也一剂药就能安然入睡。因患者是一个年过花甲的老人，考虑肾气亏虚的问题，于二诊加菟丝子、狗脊以固养肾气。

治疗头痛，一是要考虑疼痛的部位，二是要细审身体的其他症候群。记得曾治疗一例后脑反复疼痛的患者，看前医处方多是用风药和活血药治疗，效果平平。我见患者脉沉弱无力，且天气转凉时后脑开始疼痛，并且天气转凉人就明显感到很冷，口吐清水。这是明显的脾肾阳虚，阳虚不能卫外造成。于是我用黄芪、干姜、附子、桂枝、葛根、当归、菟丝子等药为治，数利而安。

所以治疗头痛，千万不能用风药或活血药套治。从头痛的病因上来看，有肝火，有痰湿，有瘀血，有阳虚，有血虚等。民间常有见头痛就自行到药店买天麻吃，要知天麻是平肝药，针对的是肝火，如果患者是瘀血或痰湿，吃天麻根本无效。

★偏头痛，久治不愈

吴某，女，55岁，东阳人。

偏头痛数年，久治不愈，头晕，背痛。舌暗红，裂纹。脉沉细弱涩浊。

党参30g	苍术30g	厚朴20g	葛根30g
菟丝子30g	狗脊30g	杜仲30g	菊花20g
鸡血藤50g			

舌暗、脉沉细无力，是气阳两虚，气阳不足则升清无力，脑部失养而痛。治疗得运脾固肾为根本，加用风药使药力上达于头。前医治以通血散利太过，徒耗元气，所以散血亦用鸡血藤等具有补养之功的药。舌裂纹是津不上承，不必要太过清滋。

吴南京分析：

对于偏头痛的治疗，大多是用虫类搜剔和活血散风为治，要么治以平肝潜阳和活血化瘀。要治脑有血可养则不痛，无血养脑自会疼痛不已。

偏头痛，痛在头的两侧，是足少阳胆经所过之所。胆主升发，易于受邪气而郁阻气机。如湿痰闭阻，使胆气不能升发，用清化热痰的"温胆汤"，有人问我，为什么清化痰热整个药方偏于凉反称为温。我告知：胆气主升，痰湿闭阻，胆气不升，痰祛了胆气就升，所以称为温。但胆之升发之原动力在于肾阳，肾气亏虚，胆气也没法上升。本患已见下元亏虚，所以治疗得调养脾肾，促使气机升发之原动力。再加葛根、菊花引药上行于头，用鸡血藤通血活络。

头痛之因，有血不通、血不足、血流太过之分别。血不通则瘀，治疗得重用活血通络；血不足在于补气养血；血流太过多为肝火上亢或外邪扰动，治疗得平肝潜阳。但血不通和血不足常为同病，头上血脉不通，则头就无血可养，所以在通血脉之时，一定要在补养气血的基础上进行。另外，还要看是什么原因引起的血脉不通，如气虚无力推动血行，则在补气的基础上活血，有痰湿闭阻影响血脉运行者，则在化痰湿的基础上通血络。切忌一见头痛就活血化瘀。

另外，对于外邪所引发的头痛，可参以张元素的分经为治思路。也一样不能一见头痛就乱用风药。记得两年前有一位时常反复外感头痛的患者，治来治去都是细辛、羌活、川芎、藁本等药为基础的"川芎茶调散"为治，越治越重，头痛的发作次数也越来越频繁。后来我治以补气，气血才渐愈。

笔记61：郁 病

★梅核气，久治不愈已有十年

王某，男，46岁，北京人。

多思熬夜，面暗。舌嫩、苔稍腻。咽中异物，久治不愈已有十年。脉沉弱。

酸枣仁15g	五味子15g	浙贝母20g	姜半夏15g
炒苍术30g	厚朴20g	茯苓30g	党参20g
菟丝子30g	巴戟天30g	泽泻15g	鸡血藤50g

阳气，烦劳则亢，患者操劳久熬夜，阳气过亢而损真阴，阴不制阳，虚火上扰冲于咽而为病之患。前医多以清咽利咽之物为治，是不知阴阳生化之理。真阴耗损，阳气亦弱，实为阴阳俱虚。治以固肾养精为本，运脾化痰以绝痰源。只以一味鸡血藤调血通络。

吴南京分析：

思则气结，气结则郁，气郁则血瘀，瘀久化热伤阴；熬夜又上火伤阴。本患病程长久，已伤阴损阳，治疗自当以调补肾阳，使元气充足而疏通气血。用五味子、酸枣仁收敛元气以固肾气，菟丝子、巴戟天温补肾阳，四药合用，共达固阴复阳之能。熬夜使阳气上浮，用浙贝母清上焦之热，并散咽中之痰结，使上焦清肃；半夏、厚朴、苍术运化中焦之痰湿，使气机枢纽畅达，让上焦之气下降的道路通畅；茯苓、泽泻两味利药，药性下降，引火下行于肾。上述药的组合，形成一个引火潜阳的效果。咽部的痰热瘀滞，用贝母、半夏散痰结，鸡血藤活血养血以通络，使咽的局部凝滞之邪得以消散。

梅核气，是郁病的一个重要临床表现，前人多以燥湿化痰散结为治。但这仅是治病之标，而久郁伤体的扶正方面，很少有人论述。如本患久思熬夜，元气已亏虚，再不固养元气，只用消痰燥湿药治标，可能服药时稍好，但药后依旧可能反复。

可见治郁之要，不能见郁就疏通，而要考虑到元气的虚实。如阳虚无力升发的郁滞，治疗重点在于温补阳气以促气机的升发；阳气上浮的治疗在于固肾潜阳，而不是清热疏散。但不论病情表现如何，郁病必定要健运脾胃，以疏通中焦气机，使气机升降有序，郁才能从根本上得到治疗。

★咽中异物，胃脘痞胀

郑某，女，20岁，义乌人。

咽中异物，胃脘痞胀，便溏。脉弦涩数，两尺无力。舌淡。

厚朴20g	姜半夏15g	黄芩15g	干姜15g
党参20g	吴茱萸10g	炒山药30g	补骨脂30g
桑叶30g	鸡内金30g	当归10g	

咽痛不爽，医以苦寒清热，致使脾胃受损不运而痞，阳气伤则便溏、舌淡。今见脉中两尺无力，是下元亦伤。咽虽不痛，但异物梗阻不去。脾肾阳伤于内，必要速扶脾肾，酌加桑叶、黄芩以清上。治病之难，咽炎看似虽小也常弄成大症。本患治疗近两个月才愈。

吴南京分析：

久病多郁，世上很少有人生病长久还很开心的。本患虽初是外感，但治疗过用寒凉伤阳，病程长久，已使人的心情郁闷不爽。当下外邪已散尽，只有调内。

患者见胃痞、便溏之中焦不运，治疗必要运转中焦之气机，要不吃仙丹也能消化吸收，谈什么治疗？药用厚朴、姜半夏、干姜、党参、鸡内金等大队运中焦之药为治，使中焦健运，气机畅达，这是解郁之要义；因阳气亏虚，釜底无薪，脾胃才失健运，加补骨脂、吴茱萸温下元之阳以促中焦之健运。气机郁滞不畅，加当归疏畅气血，桑叶的疏散之性以升发气机。脉见涩数，是郁有伏热，桑叶、黄芩清透郁结之邪热。

因患者是在校学生，学习压力大，思虑过度，治疗两周，诸症消失，但因近期一次学校考核，压力过大，又见腹胀腹泻，经治疗又好。时日不久，因失恋忧思，又见痛泻、胸闷、咽阻。又治疗。前后历经近两个月的治疗才痊愈。

心情是健康的大敌，一点也不错。本患因情绪波动大，明显地影响治疗效果，所幸患者离我近，可以随时进行治疗，如果是远方的患者，医者实在很难做到面面俱到。但形神一体，药治形体，使形体健康，元气充实，亦能疏调气机，经得起折腾。作为医者，很难控制患者的情绪，所以要重视治形。

★郁证，胸胁胀痛，胃痞不舒

胡某，女，43岁，义乌人。

持续吵架半个月余，胸胁胀痛，胃痞不舒，面暗色斑。舌红，苔稍黄。

香附20g	厚朴20g	苍术30g	姜半夏15g
柴胡15g	党参20g	当归20g	川楝子20g

针刺内关、太冲、足三里。

肝气不疏，脾胃不运，由是而痞，治以运脾疏肝。但气机逆乱，针刺治疗来效速，内关调血、太冲降逆、足三里和胃，针后再服中药，针药结合治疗，比单纯中药治疗效果要明显。先刺足三里留针，后刺内关留针，再刺太冲留针，十数秒出针。

吴南京分析：

患者近半个月的持续吵架，情绪压抑而见化火，治疗以和胃疏肝，且用川楝子清泄郁热。但气机之逆乱，针刺治疗的效果的确要来得快，对于一些气机逆乱较重的患者，常见中药还没有煎好，病情就缓解大半。

对于针刺的先后次序，教科书中是先上肢后下肢，但要视具体情况具体对待。本患持续吵架，又见中焦不运，治疗时一定要考虑到脾胃虚损的问题。足三里是一个对胃蠕动有双向调节的穴位，且是一个有效的强壮穴，先针足三里，得气后留针，这是保元气之用。再刺内关以疏通气机，太冲清泄肝之郁火。如果只泻不补，或未先留针足三里，只泄内关和太冲，恐使气机下陷。

时常见有患者晕针，主要是有些患者见针刺入体内产生的恐惧心理，太紧张造成晕针。但还有很大一个因素就是医生的辨证水平和操作水平。见病实用针刺强泄，多会产生晕针。

本患治疗两天，症状缓解大半，特别是胃脘痞胀消除，使人的精神顿增。复诊时，嘱其带爱人一起来调理，因为吵架不仅一个人生病，是吵架的两个人都会生病。复诊时原方加用白芍、枸杞子、菟丝子之属。针刺治疗只取内关和足三里，留针半小时。在患者留针之时，再讲些笑话，开导夫妻俩。

治郁，中药针灸治疗是治形，而心理疏导是治心。有人觉得仅用心理疏导就可，这是不行的。人是一个形神一体的有机整体，情绪会直接影响五脏平衡，使人的元气耗损，所以有必要治形。

★郁病，平时易悲，稍遇不顺加重

吕某，女，76岁，横店人。

平时易悲，稍遇不顺心之事，或子女言语稍重就胸闷脘痞，悲泪直下。面色暗。舌淡暗。脉沉细弱，涩象明显。

拟：补气温阳，养血通络。

生黄芪50g	苍术20g	陈皮15g	当归15g
菟丝子30g	巴戟天30g	柴胡5g	黄芩15g
鸡血藤30g			

悲为肺之志，悲则气耗，久悲之人，观脉沉弱，实为肺气耗伤。肺主气，为气之本，而气之根在于肾，肾气足肺气才不会失去根本。加上高年古稀之患者，更要固肾温阳，以促气机升发。酌加黄芩以防药性过温，另则清肺气以顺阳入于肾。脉涩是气耗无力运血。

吴南京分析：

本患被医院确诊为忧郁症，多方治疗效果平平。从中医学的角度来理解，则是郁病。

郁，是气机郁滞不通之意，朱震亨创越鞠丸以解五郁，这是治标之法。因为引起气机郁治不通有虚有实，实有痰饮、瘀血、热结、寒凝、食积等病理产物使气机郁滞不通。而虚则有气血阴阳的不足，一样会使气机郁滞不通。

本患无事而悲，悲为肺志，悲则气不耗，所以治疗之要，不外是补肺气，肺气补足则不悲，于是重用黄芪为主药大补肺气。另外，患者是一个古稀老人，肾气大亏，肾为气根，于是加菟丝子、巴戟天固肾纳气，以此三药为补气之核心用药。因病元气亏虚无力升发，酌加柴胡以升发气机。气耗无力运血，加当归、鸡血藤以补养血脉且能通血。

患者治疗半个月，情绪和精神都大见好转，于上方加党参30g，五味子15g再巩固治疗。

有人问我：收敛肺气为什么不直接用五味子。因五味子具酸收之性，患者本就气阳不足无力升发，使肺中无气可用而悲，再加五味子收敛，气阳更不能及时布于肺，因此开始治疗时用菟丝子固肾，而不用五味子收敛，等患者病情开始好转，气机开始通畅后，再加用五味子以增加治疗效果。

★郁病，郁郁寡欢，心烦，失眠

徐某，女，61岁，东阳人。

郁郁寡欢，心烦，失眠，面色淡暗，神疲无力，胃饥。脉沉细数稍涩。舌淡尖红。

党参30g	苍术30g	厚朴20g	生栀子10g
龙骨30g	牡蛎30g	茯苓30g	丹参30g
天麻15g	鸡血藤30g	百合50g	石菖蒲10g

花甲之妇，肾气大亏。肾虚则肝气无力升发而见神情抑郁、神疲无力。郁之日久则化火上扰而见心烦。治以固肾清心，心肾交泰，元阳得潜藏才能发挥正常

功能。此病患见神疲、脉沉细等内伤不足之症，如用柴胡、香附解郁，更伤元气而至不起。

吴南京分析：

患者虽是肾气大亏无力升发，但此时见心烦、胃饥、脉数、舌尖红等内热上浮之症，治疗得急潜阳气，使心火得平而神安。

对于一个年过六十的人，失眠对身体是一大损伤，能及时把睡眠改善，身体功能才能快速恢复，所以此时的治疗，不是急于补肾，而是急于让患者好吃好睡。

治疗三五天，患者胃饥、心烦等症状已不再，睡眠亦大见好转。因患者神疲，又见脉沉细，用重镇平肝兼泻火的治疗，恐损中焦，于原方去龙骨、牡蛎，加菟丝子30g，巴戟天10g。又治疗半个月余，患者精神大见好转，亦不会再和原来那样悲观。

人是一个由形神合为一体的有机整体，通俗来说就是由一个肉体加上一个灵魂才是一个完整的人。但灵魂是无形的，得有个有形的肉体作为依附。但灵魂对肉体是起主宰作用的，肉体五脏平衡全靠灵魂的支配。但反过来，五脏失衡，会直接影响到灵魂。如本患因元气亏虚，阳气无力升发，使肝气郁滞，肺气失宣，人就没有精神而见郁郁寡欢。通过中药治疗，促使元气恢复，患者随着元气的逐步恢复，精神亦渐渐的好转。

治疗本病，一诊之治疗思路是目前临床上的通用思路，很多患者因服药数剂见效果好，就以为是良方，不再去找医生复诊，自行去药店买药吃。而很多医生亦见患者药后效果良好，就以为这是一个对症的治疗思路，不知变通，等到服药由量变到质变后，患者的中焦失健运，症状百出，患者才到处求医。

★郁病，胸口闷酸，神疲无力

王某，男，41岁，安徽人。

胸口闷酸，四肢不举，神疲无力，面暗。舌淡暗多津。脉沉细弱，稍涩浊。

| 桂枝15g | 麻黄5g | 鸡血藤50g | 生黄芪80g |

| 苍术30g | 陈皮20g | 菟丝子30g | 狗脊30g |
| 炙甘草15g | 姜半夏15g | 石菖蒲10g | 巴戟天30g |

郁为阳气不伸之意。患者面淡、脉沉弱、舌淡暗，一派阳气不足之象，是气阳不足无力升清，心失阳温，动血不力才会引发胸口闷酸；清阳不达于四肢，所以四肢不举。治疗总得以补气温阳促升发。气机郁滞日久，加石菖蒲以开窍，少用麻黄于大量补气温阳药中可振奋阳气。

吴南京分析：

郁病为阳气不能向上升发，但阳气不升有多种原因，有情绪压抑导致；有瘀血、痰阻、食积等有形之邪阻滞气机的通道；有气阳不足无力升发等。治疗上也有异，情绪压抑的郁则以移情之法来治；有形之邪阻滞则消病邪，使气机的道路得以通畅；气阳不足的郁则补气温阳以促进阳气升发。

本患为明显的气阳不足，治疗则以补气温阳为根本。阳气之根在于肾，所以用菟丝子、狗脊、巴戟天固肾温阳，加上大剂生黄芪来补气，共达补气温阳的作用。另外，再加桂枝和麻黄两味风药，以促进阳气的升发。阳气下郁则脾胃无阳可用，中焦运转多不利，所以辅以健运中焦。气为血之帅，气虚而郁的人，血行不畅，所以用桂枝、鸡血藤以通经和血。在大剂补养的基础上进行疏通气血，使补而不滞。补药经过通气血药的疏通，补更得力。

治郁之要，一在于审虚实问题，二在于审是否化热。初郁多实，久郁多虚，也有因病久而郁者。气机郁滞不通，血行不利，阻于体内会化热，所以初郁之治，在于及时疏通气机，气机疏通则血脉得以行畅，不致化热。如见有热出现，则有必要加用清热药，否则热郁体内日久会耗伤气血。郁则阳不能升发，脾不能健运，脾胃为后天气血化生之根本，所以郁久之人，气血多见亏虚。见肝之病要实脾，肝为阳气升发的门户，因此见肝郁要调理脾胃，就是这个道理。

★郁病，稍紧张则胸闷、头晕、汗出

方某，男，40岁，安徽人。

稍紧张则胸闷、头晕、汗出，神疲无力，心悸，背胀肩酸，嗳气，咽阻。面淡暗，大便溏结不一。舌淡、舌边有齿痕。脉沉细涩浊。

生黄芪80g	苍术30g	陈皮20g	桂枝15g
茯苓50g	厚朴20g	菟丝子30g	巴戟天30g
石菖蒲10g	当归20g	鸡血藤30g	狗脊30g

郁则气机滞阻不通，郁久则气耗下陷。

本患舌淡脉细，郁之日久，气阳不足以升发，所以诸症蜂起。治疗得补气温阳促进气机升发，这才是治本之道，而不是乱用柴胡、香附更损元气。前医治以理气活血则心悸加重，可见体虚是本患之由。

吴南京分析：

治疗郁病，用"逍遥丸"套方乱治，已成为一个牢不可破的怪圈。要知郁是气血不通之意，实是因气滞不畅，而虚则是气阳不足无力升发。虽说有"一贯煎"治疗阴虚气郁。但从处方来看，并不是因为气机下陷，而是因为气机升发太过，所以用川楝子清泄肝火。患者脉沉细，虚象明显，重用黄芪补气，更加桂枝、巴戟天温阳促气机升发，使下陷之气上升，心血才能运畅，郁才能解。如仅用逍遥丸为治，实是病重药轻。必要大补气血，且使气血畅运才能治本患之郁。

患者已见细脉，是营分不足，所以温药得以甘温为上，而不可用辛温。甘能补能养，是补不足之品。方中用黄芪、当归、鸡血藤、菟丝子、巴戟天等药为组合，使气血并补。另外，针对患者郁重，一般的理气药药力太弱，所以直接用石菖蒲来开气结，桂枝和当归、鸡血藤合用以温运血脉，使气血畅行。

重用茯苓50g，是取茯苓质重宁心之用。茯苓虽说有淡渗利水的作用，但利水作用并不强，且患者有舌边齿痕、脉浊等湿象。病有心悸不安，这心悸有气血不足，心失所养，也有湿邪为患的成分存在。所以重用茯苓来渗湿宁心以除心悸。

对于这样的心悸，别用金石重镇药来治，本患曾服用过"桂枝加龙骨牡蛎汤"加味治疗，汗出、心悸等症状反而加重，可知气郁不通，升发无力，更用金石重镇，反使阳气不升。"桂枝加龙骨牡蛎汤"方中虽有桂枝、生姜的辛温之药，但炙甘草、白芍、大枣、龙骨、牡蛎等药，反更使阳气不得升发，气机更郁。所以治疗郁病，切不可被一个症状所局限。

 笔记62：胃　病

★萎缩性胃炎

王某，男，52岁，东阳人。

萎缩糜烂性胃炎，胃痛、饥时严重，伴气管哮喘，动则气喘急。面暗，便溏。舌暗嫩多津。脉沉细弱稍涩数。

拟：运脾化痰，养血通络。

生黄芪50g	鸡血藤50g	姜半夏15g	苍术30g
陈皮20g	干姜20g	黄芩15g	麻黄5g
补骨脂30g			

虽见有支气管哮喘和胃萎缩糜烂两病，但通过分析症状，无外阳虚生痰湿。病之本为气阳两虚，病之标为痰瘀互结。治疗以运脾化湿为主，痰湿一祛则清阳得升，肺有治节。稍加麻黄以宣肺祛痰，加一味补骨脂以纳肾阳、促气化。

吴南京分析：

多种疾病合于一身，治疗上一定要考虑这些疾病之间的相互联系，不要被西医的一个病名所局限。如本案患者，虽说支气管哮喘和萎缩性胃炎合于一身，但病机上都是以气阳两虚为根本，无力气化而生痰湿，无力运血则生瘀。肺和胃为贮痰之器，但痰湿之运化在于肾的气化和脾的运化，所以治疗应以补气固肾、运中化湿为根本，而不能见哮喘就用一些平喘的药，亦不能见糜烂而治糜烂。糜烂必是湿邪所引起，没有湿浊之邪，是不可能发生糜烂的。糜烂是湿郁化热生毒，所以治疗的重点仍在于化湿，辅以解毒和通血脉。

用黄芪、鸡血藤补气通血；姜半夏、苍术、陈皮、黄芩运中化痰，因考虑患者舌暗、脉弱，清阳失升较明显，所以治疗上不用茯苓等利湿药，而是用燥化。更用麻黄宣肺通阳，以促气机升发。治湿之药，要看邪之轻重，邪重则用利湿药于燥湿之中，可提高效果，如果见气机失升则去利湿药，以免下利之性使阳气下陷。痰湿为阴虚，化湿浊之中再加一味干姜扶脾阳，以运化中焦之湿，湿祛则血通，痰除则哮止。患者病情较久，考虑到久病入肾，加一味补骨脂固肾纳阳。

治疗萎缩性胃炎要视具体情况，有人一见胃萎缩就用养阴为治。虽胃为燥土，得润则降，但胃亦为贮痰之器，脾失健运则胃中痰阻，由此引起胃之血络不畅而发生萎缩。治疗上就不能再以养阴为治了，一定得活血化痰为治。

★ 胃痛

蔡某，女，46岁，横店人。

胸闷，"烧心"，早起口苦、呕清水，饥时胃痛加重。面暗唇紫，舌暗紫，月经后期。

鸡内金30g	厚朴15g	紫苏梗20g	干姜15g
黄芩15g	苍术30g	吴茱萸5g	生黄芪30g
鸡血藤30g	延胡索15g	菟丝子30g	当归15g

"烧心"、口苦是为热；呕清水是为寒；饥时胃痛加重是为虚；面暗唇、舌紫是为瘀。病情寒热错杂，治疗辛开苦泄。但脾虚已见，治疗自当以补气运脾为本，脾胃健运，食物得消而下行，"烧心"、口苦自解。气虚不运血，气足血自运畅，诸症自瘥。

吴南京分析：

患者唇、舌瘀紫，又见早起呕清水，患者自是虚寒为病之本。"烧心"、口苦之症状看起来虽是有热象，但不外是因为中寒不运，食积中焦日久化热造成。所以治疗之要在于消导祛瘀积，而不在于清热。有医一见"烧心"、口苦就用蒲公英诸药猛下，不知本就虚寒瘀积之人，更用寒药，中焦更不得运，积滞更加严重，病更不得愈。因中焦不运是本，郁积是标，热象更是标中之标，只要促进中焦的运化，促进食物的排空，积滞自去，郁热自消。

胃主通降，叶桂虽说无阴胃不能降，但阳虚则食不能消，一样不能通降。如果泥于前人的名言，见胃病就养阴，有时反会越治越重。

患者的月经后期，有两方面原因，一方面是因为后天脾胃运化不利，造成气血不足，无经血可下；另一方面是寒邪凝滞，使经血不下。所以治疗这样的月经后期，不能过用破血药来通经，如果过用破血药只有更伤气血。另外，肾主生殖，经水后期，必要考虑到肾气的问题，所以加一味菟丝子以固养肾气。

本例患者，虽见虚象，但补养要慎，过用清滋则脾更不得运，且清滋之药易生痰而影响气血的运行。

胃病难治，因为一切食物先入胃，对于本类患者，饮食要注意，比如煮鸡蛋、粽子、年糕等不易消化的食物最好少吃或不吃。瘀滞严重，要考虑到血遇寒则凝滞的问题，所以平时还要注意保暖问题，特别是月经期间更要注意，如果行经时感寒，瘀血必定由之加重，对病情亦不利。所以平时冷饮之类也最好别吃。因有化热之象，辣椒等食物也少吃，以免化热加重。总之，平时饮食原则以易消化吸收、性能和纯、新鲜为主。

★萎缩性胃炎

陈某，男，49岁，横店人。

东阳人民医院检查患萎缩糜烂性胃炎，体胖。舌面色淡，色嫩红，舌边偏红，苔白腻。腹胀，泄下。脉沉细弱，左脉稍弦。

拟：和胃化湿，养血通络。

紫苏叶15g	紫苏梗15g	厚朴15g	苍术30g
黄芩20g	柴胡10g	炒白芍15g	生黄芪50g
当归15g			

身体上不论何处糜烂，局部病变总不外湿热瘀毒。但因所患部位不同，治疗也有所差别。胃病见舌面淡、色嫩、舌边偏红、左脉弦，是为肝郁，肝脾不和是

其核心病机。治疗和胃化湿，中焦得运，肝郁才能疏解。而疏肝又能促进脾胃的运化，培土养木，木能疏土就是此理。

吴南京分析：

患者舌淡嫩、脉沉细弱，这是气血两虚偏于气虚，治疗自当以补气运中为主。但肝郁已有化热之象，又得疏肝清热。

肝为阳气的门户，肝气疏通，阳气才能上达于脾，脾才能健运，所以选用紫苏叶、紫苏梗、厚朴、苍术等药运中和胃，又能疏散肝郁气滞，且更加柴胡助肝气之升发，黄芩清肝热，且能燥湿解毒。患者见白腻苔，是有湿阻，湿邪阻闭中焦，使中焦气血不畅，胃无血可养，这才是胃萎缩发生的病机。疏肝理气、和胃化湿，使肝脾气机通畅，再加一味当归养血活血。虽说胃为贮痰之器，但胃为阳土，要润才能通降，当归质润和血，合以白芍柔肝养阴血，使肝得柔而能养，脾胃才能健，又能防燥药太过以保胃津。

患者药后1周，腹胀泻下均瘥，人的精神亦很好。原方加丹参30g，半夏15g，鸡内金15g，继续治疗。又治疗2个月余，医院检查一切正常。

很多论文都报道用养阴活血法治疗萎缩性胃炎，可能是因为古人有"胃要有阴才能通降"之说。笔者从临床治疗的角度分析，肝郁和痰瘀闭阻的可能性更大，至于说到阴虚，亦不外是肝郁化热，而很少见到无苔舌的阴虚证，因此养阴活血法治疗胃病有待斟酌。

★胃炎

王某，女，52岁，横店人。

面暗，口臭，吃面食则胃痞不舒，稍饥则四肢困乏无力，大便偏软，颈椎痛，早起手麻，子宫手术史。舌淡暗，边有齿痕。脉沉涩弦浊。失眠。

生黄芪50g	苍术30g	干姜20g	陈皮15g
厚朴15g	补骨脂20g	黄芩20g	桑叶30g
鸡血藤50g			

脾主四肢，脾胃虚则清阳不能充于四肢而见无力。口臭必有热，此热是因为脾虚失运，食积化热而成。病情寒热错杂，治以辛开苦泄调其标，补气运脾养其本。失眠之症，为积热上扰心神，中焦得运，心肺之浮热得清泄，失眠自除。

吴南京分析：

患者见颈椎痛，这是阳气虚弱，督脉失养为患，治疗当以补肾壮督为主。但目前患者脾胃失运，所以治疗得先以疏通中焦脾胃，待脾胃健运后再治以补肾壮督。患者药后1周，口臭是除，失眠、早起手麻有所好转，但饥时肢困无力改善不明显。于原处方加党参30g，麦芽30g，狗脊50g。又治疗1周，颈椎痛、早起手麻等症状全消失，饥后四肢困亦大见好转，睡眠安好，面色转红润。再巩固治疗。

本病看似简单，但实不易组方。患者久治不愈，见前方有用清热消食为治，有用活血化瘀加大剂葛根为治，有用补中益气为治。要知，《伤寒杂病论》中的少阳篇中所谓和解的大小柴胡和泻心诸方，用药为攻补一体，寒热一方，不外是告知后学杂病杂治。患者虽被诊为胃炎，但这炎症是由于脾虚失运，无力运化，食湿郁积不化，日久化热生毒才得。所以胃中之炎，为外是胃中有湿热之毒邪郁滞不通，但湿阻是根本，湿祛则热随之而祛，故而重用燥湿之药。

至于颈椎痛，亦是因为气阳两虚，本就难以上升的阳气再被湿邪困阻，阳气不能上达才使颈椎痛。患者早起手麻，医院说是由颈椎引起，但要知颈椎里面通的是督脉，督脉统督一身之阳，阳气亏虚，无力升发，使督脉无阳可统，才会使颈椎痛。夜里阴重，本就阳虚之人，在夜里血更不行，加上夜里睡觉少动，气血必失畅，所以早上起来手会麻。治疗上只要将促使中焦运化、扶补下元之阳气，这一根本性的治疗原则把握好，加一味鸡血藤自能疏通一身之血，手麻自除。用"活血化瘀+葛根"的思路治疗颈椎病，只会更耗气血，病更难愈。

笔记63：腹 痛

★小腹痛，盆腔炎

贾某，女，37岁，横店人。

小腹痛，医院查患盆腔粘连，住院治疗炎症半个月不效。见小腹痛，腰酸无力，面暗萎黄，舌淡苔白腻，尖偏红。脉沉细弱稍滑数。

徐长卿30g	威灵仙30g	败酱草30g	延胡索20g
苍术30g	枳壳20g	狗脊30g	益母草30g
生黄芪30g	紫苏叶20g	独活20g	

盆腔炎，实为湿瘀闭阻下焦化热毒，病之根本为清阳不升所致。医院以抗生素治疗，虽能清热毒，但瘀阻则反而更加严重，治疗必要补气升阳治其本，通经、散瘀、解毒治其标。因痛势严重，针刺合谷、内关、三阴交之穴以解痛。

吴南京分析：

本病为临床上的一种多发病，看似好治，但很难根治。目前中医治疗本病的思路多为"清热解毒+活血化瘀"，而没去考虑补虚的问题，很多医生更不敢用温热之药。要知湿为阴虚，易损阳气，没有哪种炎症是没有湿邪的，何况是下焦的盆腔部位。湿盛在于气化不利，元气充足，清阳得升，湿邪才能化开，如果见有热邪就重用清热解毒药来治，反更损脾胃而清阳更不得升发，下焦之湿阻病邪更不得化。从笔者的大量治疗经验来看，本病阳虚之人颇多，针对阳虚又有湿热之毒的治疗，早在《伤寒杂病论》里就有附子、败酱草、薏苡仁的组方，起扶阳、化湿、清热解毒之功。《伤寒杂病论》虽说为后世开创了辨证论治的先河，但总是一部半成品。如果见脾失运，更加苍术、厚朴之类；见湿阻血络，加鸡血藤之属，自能明显的增加效果。

本患湿邪明显，但见身体元气又不支，所以针对湿邪不用渗下之利药，以免阳气下陷更不利于化湿，而是以运中升清为治。另外考虑到患者在医院输液半个月之久，温阳药不用附子，而是用祛风胜湿之药，增加燥湿之力，使湿祛而清阳得升。

治疗湿热合邪，重点必是治湿，因热毒是湿瘀互结所化生，湿瘀祛除，热毒自祛。但临床治疗有时见热势严重，治疗上必定要加大清热解毒药，还有渗利祛湿药使湿从外排，但此治热毒之标不能过久，应中病则止，否则阳气更伤，清阳更不得升发。

★右下腹痛，便秘

杨某，女，30岁，横店人。

右小腹痛，大便3~4日1行、干结，体疲，纳呆。舌红，地图苔。脉弦细数。

党参30g	生白术60g	厚朴20g	枳壳20g
大黄3g	败酱草30g	皂角刺10g	狗脊30g
桃仁15g			

舌红、脉数为有热，便结、纳呆为脾虚。推知此患为脾虚不运，日久生痰瘀化热毒，治以运脾调中为根本，针对热毒辅以解毒、化瘀、散结之法。大黄仅用3g，取其通降之力，以顺六腑通降，使热毒祛除而复气阴。

吴南京分析：

白术的功效，炒用在于健脾，生用在于生津。重用生白术和党参以补气健脾生津，厚朴、枳壳理气宽中，结合伍用，使脾健而津布，大肠有津可行大便。再加桃仁之润，大黄之降，使大便通畅以祛积热。

积热日久，会化热生毒，患者的右小腹痛，结合舌脉，属热毒瘀滞，用败酱草、皂角刺、桃仁攻坚散结解毒。

本方效果很好，患者服药1剂就大便通畅，且胃口开，治疗1周已无不适。患者复诊之时，自诉半年前因与人口角，心情不爽，后来见脾胃不运，乳房胀痛，经过中医治疗，乳房胀痛好转，但渐渐地开始腹痛。

肝气郁治，则清阳不升，脾不健运，亦不能升清，于是气机下陷；肝气郁滞则血行不畅，瘀久化热耗伤气阴，所以见气阳两虚之证。观前医之药方，早期用"逍遥丸"为治，后来用"香砂六君子"等药为治，近期又用"丹栀逍遥"加沙参、麦冬等为治。

肝郁则脾失运，初期用逍遥丸治时，只要在处方中加一两味消导药，如麦芽、神曲等，自可一药而愈。到了后来已见明显的中焦失运，瘀毒内生，再用疏肝养阴来治疗，对于瘀滞之邪毒不进行消散，只会越治越重。

笔记64：肝硬化

★肝硬化，肝掌

吴某，男，55岁，丽水庆元人。

患乙肝多年，好酒，面暗色斑，肝掌。舌红边有齿痕，舌体胖，苔腻。脉沉浊稍数，右关无力。

拟：补气运脾，清肝利胆。

茵陈30g	益母草30g	苍术30g	鸡血藤30g
柴胡10g	干姜20g	生黄芪50g	黄芩15g
陈皮15g	垂盆草30g		

乙肝病毒为疫毒，治疗大多以清热为主。但清热药必伤脾胃之阳，用之不慎，肝病未愈脾胃先损。本病已见明显的脾虚湿阻，湿邪和疫毒相合，则病更难愈，所以针对此情，必要运脾化湿为根本，并经禁酒。疫毒合湿，难分难解，血

流亦不畅，所以治肝一定要活血。

吴南京分析：

治疗肝病，一定要活血，不活血肝病难愈。

肝硬化的发病原因很多，但本患是由乙肝病毒所引发，可知患者是久郁湿热毒之邪，使气血不畅而发生肝硬化，治疗和酒精肝引起的肝硬化不一样，治疗时一定得考虑湿热毒的问题。所以重用茵陈、垂盆草、益母草、黄芩以化湿热毒之邪。但患者见脾虚湿阻明显，加上用寒凉之药易伤脾胃，所以用黄芪、干姜、苍术、厚朴补气运中化湿，一可制凉药的伤脾胃之害；二可促进化湿解毒药的化湿力度；三使后天气血生化有源，血足则肝体得养，因为肝藏血，血足肝才柔。再加一味柴胡疏散肝气之郁滞。

肝之毒，治疗上不仅要清化，更在于外排。人的五脏六腑，五脏以藏匿精气，而六腑则通泄五脏之气化垃圾。肝和胆互为表里，肝里面的毒得从胆中排，比如急性肝炎，治疗用大黄、茵陈等药，不外是通腑泄毒，使肝中之毒从胆中排而已。本方药用茵陈、苍术、厚朴诸药，一边利胆解毒，一边通降脏气而泄肝中之毒。

中医学的五脏和六腑互为表里的相配，是有一定道理的。比如肾之毒，要从膀胱出。肾主气化，膀胱贮尿，所以治疗尿毒症亦一样是促气化以利尿，使尿从膀胱出，从而泄肾中之毒。

★肝硬化，腹部瘙痒，面色萎暗

刘某，男，52岁，东阳人。

乙肝、肝硬化，腹部瘙痒，面色萎暗。舌红，根苔厚腻。脉弦涩浊数。

金钱草50g	垂盆草30g	干姜15g	黄芩20g
柴胡15g	党参20g	益母草30g	茯苓50g
厚朴20g	鸡血藤30g	鳖甲30g	

乙肝病毒，从中医学角度理解，是为湿热郁结于肝而已。虽说病情已转至肝

硬化，但乙肝之湿热毒才是病之本，是以重用金钱草和垂盆草祛湿热解毒。脾为生湿之源，治乙肝未有不从脾论治者。另外，清热祛湿热药性寒败胃，是以必要扶脾，稍辅散血结以治之。但病程长久，不得求速效，只有缓图。

吴南京分析：

乙肝已到肝硬化，要治愈已是不现实，早期的肝纤维化还好逆转，但真的发展到肝硬化，是无法逆转的，中医能做的只有抑制或缓解病情发展的速度，提高患者的生活质量，延长生命，防止腹水的发生等。所以不要迷信广告上治疗肝硬化效果如何好的事情，要客观的面对现实。

本案患者，舌红、脉数是有热；苔厚腻、脉弦浊是有湿；腹部瘙痒、脉涩是有瘀；面色萎暗是气血不足。用金钱草、垂盆草、益母草、黄芩、茯苓清利湿热之邪；益母草、鸡血藤、鳖甲散结消瘀；党参、干姜、厚朴补气运化中焦，使中焦健运气血有化源。因肝主疏泄，加一味柴胡疏肝以顺肝气。

肝主藏血，也就是说肝要有血养才柔，所以白芍、当归等养血药，中医都常称为养血柔肝之药。所以治疗肝硬化切忌过用辛散的活血药，以免更伤肝血，我从没见过那例肝硬化是通过活血化瘀药治好的。所以选择活血化瘀药，一定要用一些药性和纯，又有养血之能的药，比如当归、鸡血藤，但本案患者湿象明显，所以不用当归之润，而用鸡血藤，因有湿热再加益母草清热祛湿解毒为治。

另外金钱草、垂盆草也不是苦寒之药，特别是垂盆草，我小时常当菜吃，味道可以，还有些甘味，鳖甲味咸而能聚，所以整个药方来看，虽有燥湿运中之药和柴胡和风药在用，亦不至于会燥血。另外，因为患者当前湿阻严重，所以白芍、枸杞子、当归等药，等湿邪退去，自当要参用，以养肝血。

笔记65：腹 泻

★腹泻四五年，伴面暗，神疲

陈某，男，23岁，金华人。

腹泻四五年，自诉因性生活时着凉所致。面暗，神疲。舌淡，根苔腻，尖偏红。脉沉涩浊稍数，两尺无力。

生黄芪50g	仙鹤草50g	苍术20g	陈皮15g
葛根15g	干姜15g	覆盆子30g	补骨脂30g
乌梅15g	黄芩10g	当归10g	

受寒则伤阳，阳主升发，阳伤无力升发气机下陷，所以腹泻。阳伤气化不利，导致湿邪内阻，湿阻日久而化热，所以见上热下寒。治疗得清上、运中、固下温下，使三焦气机通畅。此患曾服用过桂枝、附子，但热药入口则尿赤热难受，凉药则腹泻加重。三焦不和，单一而治自不效，多方着手，注重整体才是良策。

吴南京分析：

如果患者本来就是阳气亏虚之人，伤寒后腹泻，见大便水样不臭，治疗得用理中、四逆辈急温阳气，再加固摄之石榴皮等药收摄阳气，酌加少许风药以促提升和散寒外出，一般三五天治疗自能应手而愈。

但本患是一青年人，病程已四五年，当时的具体情况也不明了，但性生活后受寒，民间称为被窝风，能使风寒之邪深入机体而生病。但从患者自诉治疗过程中，用过热药也用过寒凉药，可见病情属于寒热错杂。从舌脉来分析，亦是寒热错杂，三焦不和。从患者的神疲、脉沉并两尺无力来看，是肾气亏虚，无力升发为患。

因为患者元气不足，升发不力，阳气下陷才一直腹泻，用桂枝、附子后药热下陷，所以服热药见尿赤热；患者本就阳虚无力升发，再服寒凉药，阳气更伤，气机更下陷，所以腹泻就加重。

肾司二便，肾气伤，治疗不是单纯的补阴或扶阳，而是要固养肾气，药用覆盆子、补骨脂固肾气，再用具有收敛之性的乌梅和仙鹤草进行收敛固摄。气机下陷要促进气机的升发，用黄芪、葛根补气升提，使下陷的气机得以上升。因上焦有热，酌加黄芩以清热，补气固摄药大量应用，酌加当归、陈皮疏通气血，使补而不滞。

★痛泻，伴十指疼痛，肩背胀

吴某，女，59岁，横店人。

体胖，晒太阳则痛泻，十指疼痛，肩背胀，早起口苦，白天易睡，夜中不眠，面色青暗。舌淡瘀斑，苔腻。脉沉涩浊稍数，左强右弱。

厚朴15g	陈皮15g	鸡血藤50g	当归10g
干姜15g	黄芩15g	补骨脂20g	紫苏叶20g
生黄芪50g	桑叶30g		

本患初见怪异，寒热错杂，但从整个症候群分析，面青、脉沉、十指痛、肩背胀等都说明是阳虚。病情实为阳虚气化不利而生湿，湿阻日久化热。太阳一晒，外阳和内在的郁热合，阳虚无力升清，热势不能上升而下降，形成痛泻。夜中不动，早上阳气升发和郁热合，上扰而口苦（夜中阴重，又睡在床上不动，于是胃腑通降功亦随之下降，积滞在内的邪气就更易化热，所以早起之时会口苦严重）。痰湿内阻则不眠，白天易睡是因为夜中不眠引起。

吴南京分析：

阳虚失运，又见瘀血阻滞，所以治疗上一定要把痰湿和瘀滞分消。用厚朴、陈皮、紫苏叶运中消痰湿；鸡血藤、当归消血滞，患者年近花甲，又久病，元气多亏，所以活血药用补养且能活血的鸡血藤和当归，因患者见体胖、苔腻的湿浊之象，所以重用鸡血藤而少用当归。

阳主宣发，患者一晒太阳则痛泻，这是卫表不固，所以重用黄芪补气固表，紫苏叶、桑叶疏散气机，使阳气升提，卫表得固。患者见脉象偏数，这是有郁热，黄芩、桑叶清疏郁热。

因患者有一熟人是县城中医院的中医师，见我的处方觉得很可笑，对患者说这是治疗气虚感冒的药方。但因为晚上不睡，又用黄芪、干姜，更觉得本方不合适。患者亦困惑来电询问，我告诉患者晚上的不眠，是因为白天睡太多，药吃后白天精神好了，睡觉自然也就少，白天睡得少，晚上自然就会睡得多。患者因亲戚久治不愈，于是抓3剂药试服，没想到药后白天精神好转，晚上睡觉的时间也延长，且痛泻、十指疼痛、肩背胀、早起口苦等症状亦减轻大半。又服数剂病愈。

本患是湿瘀互结的痛泻，治疗切不可再用痛泻要方来治疗。因见晚上不眠再用白芍、五味子、酸枣仁等阴药收敛柔肝，反使病情加重。

★腹泻，夜尿频，末端回肠糜烂

金某，男，59岁，东阳人。

不断腹泻，夜尿频，自汗出，口干苦，高血压，直肠息肉手术史。舌淡红，苔薄。脉沉细弱稍涩。

拟：运脾固肾。

黄芩20g	生黄芪50g	补骨脂30g	菟丝子30g
巴戟天30g	金樱子30g	仙鹤草60g	苍术30g
鸡血藤50g	陈皮20g	干姜20g	

泻下则伤阳，久泄之人，没有阳气不伤者。夜尿频、自汗出，全是阳虚不固之象，治疗自得以补气固肾阳为主。阳主升发，阳弱则无力升发，清阳下陷才致久泄不止。医院虽查得患糜烂，糜烂之本亦是清阳不升，湿浊下陷所引起，稍加黄芩苦燥以治湿毒之标，鸡血藤调血以促组织修复，仙鹤草重用在于固脱清透。

吴南京分析：

　　肾主前后阴，司二便，患者久泻，又见夜尿频，自是肾虚不固为本，所以治疗上以固肾为重点，以菟丝子、补骨脂、金樱子、仙鹤草相伍用，以固摄气机。患者阳气亏虚，用黄芪、干姜、巴戟天三药合用，补气温阳，这是取四逆汤之意，用黄芪易甘草、巴戟天易附子，如此应用，可让气机向上升浮，药性也不炽烈，又没有炙甘草滋腻助湿的不良反应，更符合本患。

　　本案患者久泄，收敛固摄药如乌梅、石榴皮等药可考虑用之，但病见口苦，这是中焦气机不畅的表现，用药还得考虑到疏散问题。方中仙鹤草，教科书上虽划分到收敛止血药中，但其有消积滞和疏散之性，和炭类药的收敛不同，也和乌梅、石榴皮等涩肠收敛不同，这是一味特殊的药。本案用仙鹤草和黄芪相伍，可以起到协同补气，又能升发气机的作用。

　　患者的口干口苦是中焦失运造成的，祛热用黄芩，再加苍术、陈皮等药运中，使中焦积滞得以疏通，津液得以上承，口干口苦自能愈。

　　阳气久陷，使下焦气血不畅，重用鸡血藤养血通脉，促进糜烂修复。用活血化瘀治疗慢性糜烂是很有必要的，糜烂必有湿阻、瘀滞和热毒。本案用苍术、陈皮化湿，鸡血藤行血，黄芩解热毒，这是治标之用，但苍术、陈皮可运中；鸡血藤能养血；黄芩伍于干姜辛开苦泄以调中焦气机。

★腹泻，遇寒则泻，伴尿频

　　饶某，男，43岁，杭州人。

　　背冷，尿频，遇寒则泻，口水直流，腰酸痛，面淡唇紫。脉弦涩，重取无力。

生黄芪80g	苍术30g	陈皮20g	紫苏叶20g
补骨脂30g	杜仲30g	狗脊30g	干姜30g
鸡血藤50g	炒山药30g	黄芩15g	葛根30g

　　本患病极简单，阳气不固而已。但阳主升发，虚则气陷而泻二便，所以治疗当补而提之。脾主升清，所以必要辅以运脾升清，前医只单纯温补固涩，不效，

在于没有升清。少用黄芩在于制约，以免升提太过而动摇肾本，和干姜合用，更取调中之意。

吴南京分析：

患者上见口水直流，下见腹泻，这是明显的脾阳虚。但从患者的背冷、尿频、腰酸痛诸症来看，引起脾阳虚的根本原因在于肾阳亏虚。脾肾阳虚，单纯温肾，效果不显，一定要脾肾并温。前医说附子无干姜不热，指的就是脾肾阳虚，一定要脾肾一起温，而不是单一的温脾或温肾。

但病久泄和尿频，有明显的肾气不固之症，所以温肾药中不选用附子，而是用补骨脂、杜仲、狗脊三药合用代替附子来温肾，另加黄芪和干姜，形成一个变通理中汤。

久泄要升清，用紫苏叶和葛根。紫苏叶之升超过葛根，葛根之升在于气味俱轻，而紫苏叶则是药质轻而浮。嘱患者药要久煎，以免升浮太过动摇肾元。

治泻要审病因，见泄而大便恶臭的时泄，这是有热，治疗当清热燥湿；泄而大便无气味，这是虚寒，治疗当温；见泄而神疲脉弱，这是虚，要补。切不可被前医一句"利小便而实大便"所拘。利小便而实大便是针对元气未损，且有明显湿阻而设，如本患本来就元气亏虚，再用利尿法来治，则虚上加虚。

笔者治湿，见脉弱，除非急诊，很少用渗下利尿，以免阳气下陷。虚实之要，必要明辨。

★时常腹痛则泄

何某，女，43岁，江西人。

时常腹痛则泄，体疲面暗。舌淡胖多津，舌面瘀斑。脉细弱。

炒山药30g	补骨脂30g	芡实30g	陈皮20g
防风10g	当归15g	干姜20g	茯苓50g
黄芪50g	葛根20g	狗脊30g	

对于痛泄之治，前人出"痛泄要方"，可临床常有不效。本患明显见脾肾两

虚，肾气不固，治疗当以固肾升清。舌淡多津，湿象明显，以加茯苓分利之。见湿阻阳虚，如单纯固阳，则易使湿和药热合邪成湿热。

吴南京分析：

前人治疗腹泻，有"利小便以实大便"之治，属于水湿之泄的分消水湿法，针对的是元气未虚，而湿阻严重的腹泻。但本患见脉细弱，是元气已虚之象，不宜再用分消水湿法，一定要考虑到阳气耗伤的问题。于是，在山药、补骨脂、芡实、黄芪、狗脊大剂补养的基础上加茯苓渗利。因患者清阳不升，再加干姜、防风、葛根以扶阳升气。

痛泄要方，是针对肝郁日久，肝阴血亏虚而设，所以方中用白芍来柔肝收敛，用防风来疏肝升气机。而本患则见阴阳两虚，治疗上自不能再用白芍柔肝，而是针对久泄固摄调养，因此重用山药、芡实、补骨脂之属以固摄。酸药的收敛和固肾药的补养固摄有本质的不同。治疗思路上看似用痛泄要方亦通，但针对的病机已是完全不同。

对于久泄之人，不论是何种泄，一定要考虑到元气的固摄，切不可机械地止泄。因肾主前后阴，司二便，所以固摄一定要用固肾药。泄下多有湿，所以固摄药还要选择有固脾作用的药，如山药、芡实就是很好的固脾药。

石榴皮、乌梅、白芍等酸收药，和味甘的山药、菟丝子等药是不同的，甘能补，对于久泄之人用甘药更适合。除非泄下严重，可以配合酸收药以取速治止泄，但酸收对于体虚之人来说，总不是长久之治。

★秋泄，白露节过后就泻，已10余年

金某，男，52岁，义乌人。

白露节过后就泻，已10余年。面暗色斑，形体偏胖，腰酸，神疲，服补中益气汤温阳固肾无效。舌胖嫩，尖红，苔厚。脉沉浊稍涩。

炒山药30g	补骨脂30g	仙鹤草50g	黄芩20g
苍术30g	当归15g	厚朴20g	葛根30g

黄芪50g　　　　紫苏叶30g

春升、夏浮、秋降、冬藏，是自然气机变动的规律。秋天气机肃降就泻，可知患者阳虚升清无力。本患脉沉、舌胖是阳虚无疑，但前医依法治无效，是没有考虑化湿的原因。阳虚则湿阻，辅以苍术、厚朴、紫苏叶化湿，湿祛则阳升。

吴南京分析：

患者气阳两虚无力升清，使湿浊不化，痰湿内阻，又影响清阳之升发。秋天时节，天气转凉，大气肃降，使本就亏虚之阳更虚，气机更不能升发，于是湿邪更重，寒、湿之邪性趋于下，所以就发生了腹泻。治疗的重点自是补气升阳，固肾化湿。

腹泻伤气，得固养，用炒山药敛脾肾之气以固涩；补骨脂固肾纳阳以温肾；仙鹤草收敛之性很强，合于上两药共达固涩之效。

患者见体胖、舌胖、苔厚、脉浊等症状，是湿邪较重的表现，湿不祛则阳气不能升发，治湿之要在于运中升清阳。用苍术、厚朴、紫苏叶运中化浊；黄芪、紫苏叶、葛根补气升清阳。

因患者见舌尖红，这是湿阻化热上扰，加一味黄芩清肃肺气，且能制补气升阳药升浮之性，以免用药升提太过。

对于本案的治疗，虽见湿，但不太适合用茯苓、泽泻等利湿药，以免气机更陷，不利升清，所以化湿在于燥化和芳香醒脾为治。

对于湿阻气机的病，虽见阳虚切不能机械地片面温阳，否则使内湿和药温相合成湿热之邪。

本患用紫苏叶，一取芳香醒脾以化湿，二取药性升浮以升提阳气，三是因为天气转凉要防外感。紫苏叶、苍术、黄芪之伍用，不外是一个变通的"玉屏风"，用紫苏叶代防风以取化湿运中之能；用苍术代白术，亦是取化湿运中之能。所以学习方剂学，是学在其意，而不能拘泥于药。

笔记66：便　秘

★服减肥药引发大便干结、失眠、脱发

李某，女，40岁，东北人。

因服减肥药引发失眠，脱发，尿频，头晕，腰痛，耳鸣，目眩，大便干结，潮热汗出，月经数月一行。

菟丝子30g	枸杞子30g	补骨脂20g	杜仲30g
肉苁蓉20g	桑叶30g	钩藤20g	石菖蒲10g
当归15g	生白术30g	怀牛膝20g	鸡血藤50g

减肥太过，大伤元气，使人未老先衰。肾藏精，为元气之根，肾气足则九窍通利，二便正常。本患症见脱发、尿频、腰痛、耳鸣，经水数月一行，是精亏不能生化经水，大便秘结是精亏不润，气化不足。治疗当大补肾气，使精足而自通。如用硝黄攻下，必成坏证。

吴南京分析：

肾司二便，其意义在于肾为一身气化之根，不论大便还是小便都得靠肾气的气化作用，如果肾气亏虚，则气化不利，于是二便失畅。患者因减肥大伤肾精，又见二便不利，虽见尿为频数，大便为秘结，但总的根源还是肾气亏虚，治疗之根本必是固肾填精。

肾主生殖，女人的月经由肾精所化生，肾气足则月经畅调，肾气亏虚则月经不调，轻则月经后期，严重则肾不封藏而见崩漏不止。所以治疗的根本亦为固肾填精。但患者因肾中阴阳两气都亏虚，用药须平和，不能急于求成，如果用药过急，反生他变。

但患者月经数月不行，是由肾气亏虚造成，虚必有瘀，所以活血通经亦是必定用之。但红花、莪术之类都有耗精伤血的不良反应，而应用当归、鸡血藤之类，可以补养，又能通经。虽说患者大便干结，但方中重用生白术、枸杞子、肉苁蓉润养之。因患者见虚阳上浮，所以少用当归，而是重用鸡血藤。

虚阳上浮之治，不能重镇，可用桑叶清肺顺气，并能散透郁热；再加钩藤、怀牛膝平肝引火下行，使阳气得以潜藏于肾，肾气足而经自通，二便自调。

★便秘，伴腰酸，膝关节怕冷

周某，女，54岁，东阳人。

长期便秘，腰酸，眼干，飞蚊症，膝关节怕冷，颈椎麻，面暗。脉沉涩弦浊，左脉无力。舌暗多津。

厚朴20g	生白术30g	炒枳壳20g	葛根30g
巴戟天30g	杜仲30g	菟丝子30g	生何首乌30g
枸杞子30g	当归20g	桃仁15g	

年过五十的妇女，便秘同时症见腰酸、眼干、怕冷、面暗，可知病之本是肾气大亏。肾虚则不能司二便，治疗当以补肾调气血，身体调好，大便自通。如只一味用大黄、番泻叶等通便为治，徒伤元气，攻其无辜。

吴南京分析：

患者属明显的阴阳两虚，治疗自当以阴阳并补。方中用生何首乌，这是一味很好的通便药，可以促使大便变软利于下排。另外，患者见面暗、脉涩，这是有瘀滞，当活血，应选择有润养作用的活血药，当归、桃仁是不错的选择。

治病之要，一定要考虑气机的升降问题。大便不通，不能一味地攻下，还得考虑气机的升降。患者舌暗、脉沉、颈椎麻，这是阳虚无力升发之原因，所以平补肾中阴阳的同时，更加葛根以升清，反而能更好地促进通便。

患者药后大便通畅，于原方减生何首乌，加党参30g，炮附子20g。

便秘的治疗，切忌见大便不通而用泻药。要知肾司二便，肾虚引起的便秘很多，治疗一定要补肾为主，切不可强行通便。泻下伤阳，如果对肾虚而便秘的患者强行泻下，只会攻其无辜，徒伤阳气。阳气一伤，不能化阴，肠更失润，便更不通。

还有很多便秘的患者，不是见大便干结不下，而是数天都没有便意，这样的患者，更需要补肾。2010年，杭州有一长期无便意的便秘患者，久治不效，有医见患者脉弱而用补中益气汤来治疗，没想到药后患者见烦躁不眠，当时我在杭州办事，患者问我为何见脉弱用补中益气汤治疗不效，我告知这是肾虚，得补肾。于补中益气汤中加肉苁蓉、菟丝子、枳壳等药，患者药后大便通畅。

大便为有形之物，得有无形之气为之疏通，"承气汤"中用理气药，就是为了疏通肠中之气滞，气通大便才能通，这是一个很关键的问题。

★便秘，脉沉涩浊数

陈某，男，67岁，杭州人。

大便干结、秘结。脉沉涩浊数，右脉偏弱。舌淡暗胖。腰痛，腿软。

狗脊30g	菟丝子30g	炮附子15g	干姜15g
生白术60g	当归30g	厚朴20g	枳壳20g
生黄芪50g	大黄3g		

脉沉、舌淡暗为气阳虚；脉浊、舌胖为湿阻。阳虚湿阻之人，气机不运，脾不能为胃行津液，因此大便干结不畅。治以固肾养精固本，重用白术健脾祛湿，湿阻一除，气机畅达而便自通畅。3g大黄，仅为降气机。

吴南京分析：

患者的病机是阳虚湿阻，阻滞气机疏畅，所以治疗的根本在于温阳化湿，以畅通气机，这才是治疗大便秘结的根本大法。但患者年过花甲，所以在补气温阳的同时，还加用固肾养精药以增加纳阳之力。因为从患者的腰痛、腿软、脉沉等症来看，属于肾气亏虚。如果病位落实五脏来说，属于肾虚便秘。

虚证的便秘，切忌过用攻破，以免更伤元气。而是用厚朴、枳壳疏通胃肠之气滞，少用一点大黄以降气机，主要在于当归的润肠通血，还有生白术健脾生津，以使肠道得润而降。

患者药后通便不是很明显，于原方加用肉苁蓉30g，桃仁15g。药后大便通畅不滞，一身轻松。

其实从一开始就可以应用肉苁蓉，但笔者觉得患者生病已是很不易，再用贵药实不忍。因为肉苁蓉的价钱较贵，所以一开始并没有应用。

另外，对于润肠方面的药，当归能润肠亦能活血，还有桃仁、火麻仁、杏仁等药，都有很好的润肠作用，但火麻仁和杏仁没有活血作用。本患见阳气湿阻，又见脉涩，这是阳虚不运血，湿阻影响血行，所以选用具有活血作用的桃仁更适宜。

治病组方选药，尽可能的选一药多用的中药，一味药就能多方兼顾，又何必开一个数十味药的大方。

★便秘，脉沉细弱

徐某，女，37岁，广西人。

脉沉细弱，右脉偏弱，左脉偏涩。面淡暗、色斑。夜中腰背痛，大便干结，神疲无力。舌淡暗、胖，边有齿痕，舌面瘀斑。

狗脊30g	菟丝子30g	杜仲30g	鸡血藤30g
葛根30g	生黄芪50g	苍术30g	当归20g
厚朴20g	全瓜蒌30g		

从本患症状来分析，实以气阳两虚为患。气阳不足则阴寒内结，腑气不通而为便秘；气阳不足，无力运血而面暗、腰痛。用健脾固肾加葛根以升举阳气，清阳得升，浊气才能降。针对大便结秘，用全瓜蒌、当归之润通而已。

吴南京分析：

临床上阳虚阴结的便秘很多，特别是老年人、手术后的患者、产后妇女。大便秘结从四诊上来分析，多见舌质淡暗、脉象沉弱无力、腰痛疼痛、神疲无力等脾肾两虚之症。针对气阳两虚的患者，治疗重点在于固肾健脾，而不是疏通大便。如果见大便不通，强行疏通，反更伤元气，病更不得愈。而应在调补元气的基础上重用润肠通降之药。气阳为无形之气，得赖身体内有形之物为载体才能依附，润肠之药，多为甘味之药，有很好的载气作用，所以不会伤正气。

也有些患者，虽是阳虚阴结的便秘，但大便秘结日久会化热，治疗上又不得不用大黄等药于温阳药中，如笔者时常会用"四逆汤"加当归、大黄等药，治疗阳虚便秘有化热之症。

本患阳虚瘀阻明显，且见沉细弱脉，治疗上不能过用疏通，而以润养为上，虽见阳虚，但附子、肉桂等药过于燥烈，而是用狗脊、杜仲、菟丝子等温和之药为上。

性猛燥烈的温阳药，主要用于急治一时，而不能久服。患者体弱，元气的培补，不可能取一时之效，而要花些时间缓缓而治，这样五脏调和，元气充足，才是真正的补。近年听到很多民间医生，迷信于附子、细辛等燥烈药，造成很多医疗事故。

切记，体虚补养无速效之法，千万别急功。

笔记67：肛肠病

★肛门息肉，神疲无力，嗳气腹胀

冯某，女，38岁，杭州人。

产后患肛门息肉，神疲无力，嗳气腹胀。舌苔厚腻，脉浊。医院查患胃糜烂。

拟：补气运脾，和胃化湿。

| 生黄芪50g | 苍术30g | 厚朴20g | 干姜20g |
| 黄芩20g | 紫苏叶30g | 姜半夏15g | 鸡血藤30g |

当归10g

产后之人元气大伤，升清无力，气机下陷而形成肛门息肉。虽已做过手术，但下陷气机未调，所以息肉复发如旧。治疗得补中益气。但清阳不升，湿浊不降，湿为阴邪，最易阻滞气机的升发，湿不祛则气不得升，何况患者已见嗳气腹胀，所以补中必要化湿。

吴南京分析：

李杲的补中益气汤，所用的风药是柴胡和升麻，于是后世学者治疗气机失升，就机械地套用柴胡和升麻来促进气机升发。直到张锡纯用葛根和黄芪合用的升发气机后，又仿张氏之用。要知升发气机的用药，是以补气药的人参、黄芪为主，酌加风药的升发之性来促进气机的升发，可以说一切风药都有升发气机的作用，不单单柴胡和升麻。本患见舌苔厚腻、脉浊，湿象很明显，所用的风药自是以紫苏叶为上，紫苏叶不仅可以升发气机，更能运中化湿。浙江为多湿之地，患者又见明显的湿邪之症，用紫苏叶可以说是一举两得。所以针对脾虚湿阻的气机失升，用紫苏叶的意义比柴胡、升麻要大。

医院胃镜检查有胃糜烂，糜烂必是因湿而成，没有湿邪是不可能产生糜烂的，所以治疗任何糜烂，其核心问题都是要治湿，切不可将糜烂视为火邪而用清热解毒法来治。糜烂是有火热之邪的存在，但这热是因湿阻日久所化，治湿就是治热，单纯用清热解毒来治疗，反更伤阳气，气化更不利，脾胃更伤，湿邪反而更重。

气为血之帅，东垣老人用补中益气汤而加用当归和陈皮来通气血。本患因见嗳气之气机上逆之症，所以用厚朴通气以降胃逆，因当归质润，患者又见糜烂，所以当归的用量少，而是重用鸡血藤来通血。

★结肠息肉，数年来夜中反复痛泻两三次

陈某，女，56岁，东阳人。

夜中痛泻两三次已数年，整日腹痛，面色暗斑，腰酸痛。医院查得盆腔炎、

宫腔积液、结肠息肉、肺纤维化。舌淡暗多津，舌面瘀斑。脉沉细弦涩。

威灵仙30g	鸡血藤50g	皂角刺15g	干姜20g
败酱草30g	枳壳20g	生黄芪50g	狗脊30g
补骨脂30g	苍术30g	马齿苋30g	

本患从西医上来讲，疾病众多，但从中医学来理解，舌淡、脉沉为气阳两虚；舌暗瘀斑、脉涩则为瘀阻。血不利则为水，所以患下焦炎症及宫腔积液。所以病之本为气虚血瘀，本之标为痰湿互结化热毒。治疗以补气调中为祛湿之本，活血散结解毒以治病之标。因已见息肉，则加散坚攻积之治。

吴南京分析：

夜为阴，阳气下潜。患者本就气阳不足，升发无力，于是在阴重的夜里，腑气不通而见痛泻，因此这种痛泻用柔肝健脾的"痛泻要方"来治疗是无效果的，痛泻要方的主药是白芍，白芍阴寒收敛，只会越治越重（从患者带来的药方上看到曾服用过痛泻要方，加清热解毒来治疗，患者药后痛泻加重），而应治以补气升阳，并散寒凝之结。用补骨脂、狗脊固肾中之阳气；干姜温脾阳，更加威灵仙、皂角刺、鸡血藤诸药一起合用以散阴寒之结，使积祛而阳气得升发。

从患者的症状上来看，虽无热毒之症，但湿瘀互结日久，多有伏热在内，这是很有必要去注意的，切不能一见阳虚有湿就温阳化湿，一见医院的检查报告有炎症就猛用清热解毒，这样机械的治疗有害而无益。患者未见热象，就一定要考虑到病情变化的一些复杂性问题，以免用药过温热，牵动伏邪。所以在温热药中加败酱草和马齿苋以散毒。

患者药后两三天，腹痛大减，但夜中痛泻的效果不明显，考虑是方中用了败酱草和马齿苋之缘故，于是原方再加紫苏叶20g以和中化湿，促气机升散。没想到患者服药1剂，数年夜中痛泻顿除，腹痛亦瘥，但劳累后依然会见腰酸，再依以上思路巩固治疗。

★痔疾出血数年，便溏

张某，男，51岁，东阳人。

痔疾出血数年，便溏，面暗。舌淡暗多津，舌面瘀斑。脉象见两寸关无力，两尺弦涩。

拟：补气升清，散瘀解毒。

生黄芪80g	苍术30g	枳壳20g	皂角刺10g
黄芩20g	炒山药30g	补骨脂30g	鸡血藤50g
地榆炭15g	防风10g	荆芥10g	

肺主一身之气，肺气虚则大肠不通调。

本案患者，关寸无力，是肺脾气虚无力升举，气机下陷，造成下焦闭阻，瘀滞不畅。加上大肠为阳明，是多气多血之腑，肛为大肠之口，下注之热积必化毒而成痔。治疗得补中益气促进气机的升举。但痔为有形之邪毒，必要攻击，所以治疗上得补气升清和散结解毒同时进行。

吴南京分析：

患者见气虚明显，治上必要大补肺脾之气为主，促使气机的升发，才能从根本上解决下焦之困阻。另外，从脏腑阴阳表里的关系来看，肺为脏为阴，大肠为腑为阳。肺气虚则大肠不调（要么大便溏滑，要么大便不畅），但患者已见数年之疾，出血日久，气伤气血，所以在补肺气之时还要固涩养血。

久病必虚，又由虚致瘀，所以久病多瘀。患者见尺脉涩滞不畅，又见舌面有瘀斑，这是久病气虚，无力运血造成的瘀滞。因痔为有形之邪，单纯活血常难取效，得将活血药和攻坚散结药合用，才能达到散邪之效果。所以在重用鸡血藤活血的同时，再加皂角刺进行攻坚散结。

皂角刺药性猛，能使药力直达病所，和活血药的合用，起效更速。痔疾亦是毒疮，用黄芩和鸡血藤、皂角刺、枳壳四药合用，以解痔疾局部之瘀滞。痔疾为肛门瘀积毒，虽然患者的舌脉表现为虚寒证，但必有伏热存在。然而，苦寒的清热解毒药不得过用，因血遇寒则凝滞，一过用苦寒，反不利瘀滞的疏散。

患者见舌暗多津，又见便溏，这是湿象。但见气虚升清不力，这是清阳失升引起的湿浊不化，治疗上应通过健运脾胃的燥化，而不能用渗下。渗下药一用，阳气更一陷，对痔疾更不利。

笔记68： 痞 症

★痞症，胃痞，心烦

王某，男，37岁，杭州人。

心烦，胃痞，舌红，边青紫。右脉无力，左脉弦涩浊稍数。

党参30g	苍术30g	厚朴30g	黄芩15g
菟丝子30g	肉桂5g	怀牛膝30g	天麻20g
鸡血藤50g	丹参30g		

胃痞不通，是虚邪在中焦。因虚无力运化而生他邪，所以治疗痞当以运脾通降为本，不得重用金石药以镇之。前医治以旋覆代赭无效，是没有考虑胃之通降问题。但胃的通降必要以脾的健运为动力，脾不健运，胃必不通降，所以治疗痞积自当运脾。

心烦是痞积化热，稍清就可。

吴南京分析：

舌红、心烦看似有热，但这热是因为痞积郁滞而化，治疗不能以清热为主，因为患者右脉无力，右脉弦，这是肝强脾弱之证，治疗当以平肝潜阳，同时运脾，这样脾才能健运，痞积才能从根本上得到祛除。药用黄芩清肺、丹参清心、天麻平肝、牛膝降火，加上菟丝子和肉桂之固肾纳阳，让阳下潜于肾，这样脾才能有阳可用，胃才能通。如果拘于胃要润才能降，治以清热养阴，脾更不得运，胃反更痞。

另外从患者舌边青紫来看，是有严重的瘀血，这瘀是因为郁积日久引起血脉不畅，治疗时也一样要考虑到血脉通畅的问题，所以用鸡血藤和丹参以通血脉。胃要通降，得有血之涵养，胃无血可用，必不能消食而成痞。

对于治疗痞积之症，套用旋覆代赭汤已是时下的治疗套路，时有一些效果，但这样的效果也是巧合而已。赭石为重镇之剂，一用此药，阳气反为之下制不能上升，脾不得运，胃痞终不能除。

因为患者右脉无力，所以神曲、山楂等消食药也去之不用，以免更伤正气。虽见左脉弦，但也不能用风药疏肝，也不能过用理气药来通气。因为患者之根本在于肾气亏虚无力升发的郁，一用风药升散，反动摇下元根本。于是笔者反治以固肾纳阳，但阳潜于肾而发挥其正常的生理作用，这样肝气自通。

★痞症，肢冷，腰酸

何某，女，38岁，北京人。

面淡暗，唇紫。舌淡红，苔稍腻。胃脘痞胀，肢冷。脉沉细弱，稍涩浊。腰酸，神疲无力，心烦悸。

枸杞子30g	菟丝子30g	巴戟天30g	当归20g
鸡血藤30g	丹参30g	苍术30g	厚朴20g
杜仲30g	紫苏梗20g	黄芩15g	

脘痞而肢冷，是痞积阻碍中气运转，清阳不能通达于四肢使然。痞积化热上扰心神而现心烦悸。但腰酸脉弱已见，是脾虚及肾，根本不足。治痞忌大攻，所以攻痞消积得在固肾健脾的基础上进行，要不治成坏证更不得愈。针对瘀热加丹参、黄芩清之。

吴南京分析：

患者有明显的阳虚见症，可知痞积是因为阳虚造成的中焦失运，治疗自当以温阳运中为本。但患者又见心烦悸之症，且脉也细，这是阴阳两虚的症状，所以治疗上温阳不能太过，也不能太燥。见前医用大队砂仁、枳壳、焦三仙、麦芽诸消导药为治，并无寸功，就是因为过用消导药耗伤了阴津。所以患者虽见有湿象，在化湿的同时也必须加用养阴药。于是笔者用枸杞子、菟丝子、当归等药合用，以取生阴血之能。积已见化热，邪热不祛，阴精难复，所以初时有必要酌加苦寒药以祛邪热。这样使上浮之热得以祛除，而阳气能下降于肾。

温阳药也只是用巴戟天、杜仲等药性温和，且能养精之药为宜。附子、干姜、肉桂等燥热之药要少用，以免药过热和内积之热合邪。如此用清上、运中、固养下元的三焦并调方法，缓缓图治，切不可急功求效地猛攻猛补。稍待时日，见痞积开始消除，再加用党参、干姜等药，但一样不能过用。

患者是一个壮年女性，有正常的月经周期，脾统血，所以治疗上一定要时时考虑到精血的问题。要不痞症没除，月经反乱，到时更麻烦。

另外，痞积日久一定要考虑血行问题，通血可以促进通气和消积滞。因为胃的通降得有足够的血行于胃，如果胃中血络不畅，痞积难消。

★痞症，脉沉涩浊稍数

程某，女，40岁，山东人。

胃脘痞胀，嗳气，面暗。舌红苔腻。脉沉涩浊稍数。

柴胡10g	姜半夏10g	黄芩15g	大黄3g
厚朴15g	苍术30g	枳壳15g	生白术20g
紫苏叶20g	干姜15g	炒白芍15g	鸡血藤30g

面暗、苔腻、脉浊，湿痰内阻可知，脾胃不运从而生痰湿；嗳气、舌红、脉数为有热，此热必为湿痰郁久化热。治疗苦燥辛开以运脾，苦泄以去、祛热降气。但气机不降，终为湿痰所起，所以治痰就是治热。少少酌用3g大黄在于降气而已。因大队燥药以防太过，加一味白芍以制之。

吴南京分析：

痞症，虽说是运化不力胃气不降，但要视病之标邪的轻重。本患目前邪之标较重，治疗自当以治标为主。但这终不是治本之法，本方从整体上来看，是偏于攻，等痞胀稍缓解，自当加党参、巴戟天、附子等扶正温阳之药，以免攻药太过而伤正气。

对于治疗痞症用大黄一药，笔者有些心得。大黄的用量很重要，如见大便秘结不畅，可用到5g，有时更可用到10g以上也是常有之事。但一定要注意，大黄用量太过，使阳气更伤，脾更不得运，胃更不能通降。特别是见有明显湿阻的痞症，大黄更不能用量过大，即使大便不通，也不能过用大黄，而是以大量的厚朴为主药。一过用大黄，阳气一伤，湿邪更重，所以一见大便得通，马上就要减量或停用大黄。因为水湿之邪，性黏滞，最易阻人体中焦的气机。中焦气机失畅，大便不通，所以治疗水湿为见症的大便不通，治疗在于化湿，而不在于用大黄。另外对于大黄的煎法是不能后下，而是和其他中药同时煎，主要是取其降气作用。肺和大肠为表里关系，大肠不通常见肺气也会上逆，此时还可更加杏仁，有时笔者会用十余克杏仁和两三克大黄伍于方中，对于缓解胃痞胀实有效。

痞症虽说是胃气失降，但一定要考虑到气机的升发。气机不能有效升发，就不能有效下降。这一升一降的平衡很重要，切不可一见胃胀气就只用降药而无升药。人的气机有降无升，中焦更不能运而痞胀更甚。

★痞症，脉沉弱涩浊

周某，女，58岁，横店人。

胃脘痞胀，嗳气，医院查患慢性萎缩性胃炎、糜烂。舌暗胖。脉沉弱涩浊。

生黄芪50g	苍术30g	厚朴20g	大黄2g
枳壳20g	鸡内金30g	吴茱萸10g	干姜15g
杏仁10g	黄芩20g	鸡血藤50g	巴戟天20g

湿热闭阻，糜烂而作。所以糜烂之症，无不由湿热而起，但热由湿生，热依附于湿中，所以在热势不明显之时，治疗重点应在于祛湿。湿祛则热祛，单用清热，反更伤阳气，湿反不易治愈。但中焦气阻已成，通降势在必行，加用大黄、厚朴、枳壳以降。

吴南京分析：

痞症，是中医以胃脘痞积不通的这个症状作为一个病名。引起胃脘痞积胀满不舒的原因很多，本患是湿热阻滞引起痞胀，治疗之本在于治湿热。

　　治疗湿热，要审病情是湿重还是热重。如湿重则祛湿为主，热重则清热为上。但湿为有形之邪，而热为无形之邪，湿热互结之患，多见热是因湿阻日久所化，所以治疗上得以祛湿为上，湿祛则热易除，湿不祛则热难愈。

　　糜烂之病，必是湿阻为主。无湿邪是不会有糜烂的，所以治疗一切糜烂必定是健脾燥湿为主要大法（不仅是胃糜烂，包括皮肤糜烂、女性的宫颈糜烂，都是由湿阻引起，治疗的根本大法都是一样。不外皮肤糜烂要考虑肺气的宣发问题，要用风药宣发祛邪；而宫颈糜烂则要考虑阳气下陷，清阳失升，治疗上也要酌用风药，以促进气机的升发。而胃糜烂则是要考虑到胃气的通降问题，胃要通降为健）。

　　治湿要从温化，因为湿为阴邪，易伤阳气。本患年近花甲，见舌淡、脉弱，可知患者是长久脾胃不好，后天化源不足，所以治疗上必定是以补养为上。而不是盲目地用通气消积药来攻痞滞。否则患者身体虚上更虚，病更不起。其实人的身体有很强的自我修复功能，很多慢性炎症并不是什么感染的问题，而是元气亏虚，造成人体的自我修复功能下降，才形成慢性炎症。笔者治疗很多慢性炎症和糜烂，都是用调和五脏，补养元气来进行调理，时日一久，疾病自然就好了，根本不要去治。

★痞症，便溏黏，舌暗瘀青

　　支某，女，65岁，萧山人。

　　胃脘痞胀气逆，肠鸣，面暗，嗳气，便溏黏。舌暗瘀青。脉沉涩浊。

菟丝子30g	狗脊30g	苍术30g	厚朴20g
干姜20g	茯苓30g	当归15g	紫苏叶30g
生黄芪30g	陈皮20g	大黄2g	巴戟天15g

　　肠鸣、面暗、便溏、舌暗、脉沉，这些症状并见，是虚寒无疑，前医以旋覆代赭汤无效的原因所在。此病阳虚生湿，湿不祛则阳气不得复，所以治疗得补气温阳和祛湿并重。脾胃为气机升降之枢，所以用大队运脾化湿之品，脾运则湿祛，湿祛则痞逆自降。

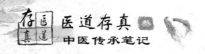

吴南京分析：

痞，《伤寒杂病论》的少阳病篇中有专门的论述，主要原因是伤寒误下后，伤了中焦阳气，造成脾虚不运，使脘腹部见痞闷不舒，治疗上用"半夏泻心汤"等方治疗。因为脾胃不运，气机不通，见气上逆，于是又有"旋覆代赭汤"来治疗。但后世医家，对于半夏泻心汤的应用少，而旋覆代赭汤几乎成了中医治疗痞症的专用方。

要知，脾虚不运，易生痰湿，痰湿的黏滞之性又易影响血行，如果痰湿和瘀滞不祛，图以旋覆代赭汤机械套治，常常会越治越重。

如本患是一个年过花甲的老人，肾气必亏，加上脾胃痞积则食物的营养不能有效地消化吸收，后天不能有效地补养先天，治疗上就必定要考虑到固肾气的问题。

治疗痞证，有几点要注意：一是气逆，见痞而嗳气，治疗上一定要考虑到六腑的通降，如本案患者，笔者少用大黄2g，就是为了降气逆。二是泻泄，痞症和腹泻并见的病例不少，主要是阳虚无力升发，这是肾阳已虚不司二便，这种痞症一定要脾肾并补，单纯治脾效果不明显。治疗上除了运中消痞以外，还要固肾温阳。三是化热，多见于阳气未损或阳气稍损但不严重的人，多见于青壮年，临床症状上除了见胃脘痞胀还和口苦、口臭等内热症并见，治疗要辛开苦泄。

★痞症，反酸，便溏

李某，男，64岁，郭宅人。

胃痞，反酸，便溏，手指畸形疼痛。舌淡、尖边偏红。医院查患类风湿关节炎，骨质增生。脉沉涩弦。

炒山药30g	补骨脂30g	威灵仙30g	鸡血藤50g
生黄芪50g	桂枝20g	苍术30g	厚朴20g
狗脊30g	黄芩15g	干姜15g	紫苏梗20g

胃痞、便溏、舌淡、脉沉涩弦，气阳不足，中焦不运已很明显。前医一见类风湿关节炎，即用蜈蚣、穿山甲等攻坚通络之药猛攻，以致胃痞加重。脾主四

肢，手指畸形亦是脾虚日久，清阳不能达于四肢，气血不畅而成。先贤有风寒湿之邪为病，寒湿之治，必在脾肾。所以运脾补肾才是治本之道。

吴南京分析：

患者年过花甲，痹病日久，加上以前过用活血化瘀药治疗，气血大耗，脾肾更是日虚。笔者治以运脾固肾，通络活络以除痹，使中焦气机疏通，促进清阳通于四肢，有利于肢端的气血畅行。可设想虽好，效果并不理想，于原处方中再加焦三仙20g，药后腑气得通，而胃痞立除，反酸亦好。可见治病之难，常常在于一药之不到位。

治痹之要，一定要时时考虑到脾胃的问题，切不可见痹就用通血及祛风湿药，活血化瘀和祛风湿药燥血很是厉害，于是孙思邈的"独活寄生汤"于独活之中伍用人参、熟地黄等养阴血药以制约，使血足后有血可行。而治疗本患，以山药、黄芪、鸡血藤之甘药为主，用以补养气血，以免化燥。

胃喜润，无阴津和血来润养，胃就难以消食而见胃脘痞积不运。笔者从临床治疗痛症（如关节痛、痛经等疾病，久治不愈，一审前方，都见大剂活血止痛药为治）多见胃痞不运，这就是因为燥药伤津，使胃失润而不通降，为之成痞。

另外，痹症中还常见胃反酸，很多医生治以瓦楞子、海螵蛸等药，这是用西药药理学来用中药，这些药看似有中和胃酸的作用，药后胃酸好转，但腹胀、嗳气的中焦不运更严重。要知胃反酸是中焦不运，食物积滞所化，治疗的根本在于通腑祛积滞，而不是用制酸药来中和。另外，有酸必有热，无热不作酸，这热是食积所化，治疗上祛积就是祛酸。

★痞证，食后脘痞，大便不成形，便前腹痛

包某，男，66岁，横店人。

食后脘痞，大便不成形，便前腹痛，口苦。舌淡暗多津。脉沉涩弦浊。

拟：辛开苦泄，固肾祛风。

黄芩10g	干姜15g	茯苓80g	厚朴15g

| 陈皮10g | 党参20g | 补骨脂30g | 防风10g |
| 鸡血藤30g | 仙鹤草30g | 炒白芍15g | |

胃痞不运，再加舌淡多津，脉沉之佐证，阳虚不运是为病根本。阳虚失运生湿化热而口苦，脾胃健运则湿邪得除，热自除，此是《伤寒论》泄心汤化裁。病本为阳虚，然阳弱血行必不畅，佐以理气活血，促进元气通畅，以使补而不滞。

吴南京分析：

患者见大便不成形，且便前腹痛，脉弦，这是气机郁滞不畅造成，所以以"痛泻要方"为基础方，再加黄芩、干姜之辛开苦泄，运畅中焦。患者舌上多津，又见脉弦浊，这是湿浊内阻。脾恶湿，湿重则脾不运，胃因此不通降，所以重用化湿药以化湿浊，使湿祛而阳气得通，脾胃得健运。另加补骨脂固养下元，以促气化。

本病最易误治于消食药。很多中医一听食后胃脘痞胀，起手就是神曲、焦三仙等药为治。不知不觉中水湿之邪困阻中焦，使中焦气机失畅而不能健运。水湿之标实重，所以重用化湿药以通阳。前医大队消食药为治，没有寸攻，是药不对症。且消食药都有耗损元气的不良反应，过用消食药治疗，元气更伤，中焦更不得健运，所以越治越重。

临床上用消食药，脘痞是一个主要症状，但其他症状不仅是口苦，而是口是有馊臭味；大便不是不成形的便前腹痛，而是大便馊臭。馊臭是食积不化的一个主要临床诊断指征。而胃脘痞，寒、热、食、瘀、痰等积滞不通都会引发，不仅是食积一个病因。

本患就是肝郁脾虚造成的水湿阻滞的痞滞，治疗自当以化湿为上，而不是消食。

★痞症，大便干结不畅

马某，男，69岁，横店人。

胃脘痞胀，嗳气，大便干结不畅，面色不华，神疲无力，腰酸背痛，前额闷痛。舌淡青紫多津。脉沉涩弦浊。

厚朴20g	枳壳20g	鸡内金30g	干姜15g
苍术30g	桃仁15g	当归20g	生黄芪50g
狗脊30g	菟丝子30g	炮附子15g	

肾阳不足，脾失健运而生痞满。痞阻之病根本在于脾肾阳虚，大便干结是由于脾虚不能行津液，所以虽见胃痞便结，但治疗不得用攻下之法，如用下法则阳气更伤，脾更不得健运。本患痞积日久，血行不畅，用当归、桃仁可以畅血，又可润肠通便，大便得通而腑气得降，痞才除。但根本还在脾肾。

吴南京分析：

患者的舌见青紫，脉沉涩，这是阳虚血瘀的表现，加上舌上多津、脉弦浊的湿阻之症，说明了患者的胃脘痞胀在于阳虚不运，治疗以补肾温阳为本，辅以活血化湿，而针对痞胀之消积滞稍加些通气药疏通就可，切不可过用攻破之药而更伤元气。

用干姜、附子、黄芪、狗脊、菟丝子等药温阳固肾，其中干姜、附子、黄芪是笔者用黄芪易甘草的一个变通"四逆汤"；因患者大便不畅，所以活血药选用当归、桃仁之通而能润之品；再伍以厚朴、枳壳、鸡内金疏通中焦气机。

痞症多是虚证，但亦是虚中夹实之病机。虚多为气阳不足，而实则是痰瘀食滞等，但又以痰阻为最多见，特别是江南多湿之地，十之八九的邪实一面，多见痰阻，而食积反而不多见。但痞积较重，亦多要考虑到食滞的问题（即使未见馊臭味的矢气，亦一样要考虑到食滞），适当加用一些消导药，可以促进胃腑的通降。

对于胃痞之治，最易犯的就是过用破气消导药和一些降气药。要知胃为贮痰之器，脾稍一虚，胃就生痰湿，所以治疗痞滞，自是运脾为核心，但亦要考虑胃中痰湿消散。《伤寒杂病论》中的几个泻心汤，治疗胃痞几乎方方不离半夏，就是为了消中焦之痰湿。不过治疗上一定要综合考虑，比如本患之痞，是因阳虚引起的痰湿，治疗上自是以补气温阳为主，如果仅治以消痰湿，反使阳气更伤，自然也治不好病。

★脾虚，四肢不温，不时恶寒

蒋某，男，25岁，杭州人。

四肢不温，不时恶寒，面暗。舌淡，苔水样滑。外阴冷。脉沉涩浊稍数。胃痞。

茯苓50g	泽泻20g	白术30g	厚朴20g
吴茱萸10g	枳壳20g	姜半夏15g	干姜15g
鸡内金30g	鸡血藤30g	菟丝子30g	党参30g

脾肾阳虚，前医专治温肾健脾，反见苔黄腻不化，停药后才见好转。脾主湿，肾主水，两脏阳气亏虚则湿气内生，阳气内闭不能外达，气机由是不畅。笔者虽一样治以温肾运脾，但另重用茯苓、泽泻、厚朴、半夏等药速祛水湿而通阳气，数剂下去大见显效。可见治病，标症不去，治本难应。

吴南京分析：

本案为明显的脾肾阳虚、水湿闭阻的病机，治疗当温补脾肾之阳，促进气化是为治病的根本。但患者因水湿之标邪严重，且中焦失运而胃痞，治疗之时，当急祛水湿之标，才能使阳气通达。如果看到阳虚而片面温阳，则使温阳药的药热和体内的水湿相合成湿热之邪。

笔者在本案应用吴茱萸，是因为其能散肝经之寒邪，又能温肾阳。且笔者所拟之方，是一个变通的吴茱萸汤加化湿药，可肝、脾、肾三阴同温。

重用鸡内金，一是为了运中消痞，另外还有很好的固肾效果。记得小时在山村中，时常有小孩子到七八岁还会尿床，于是用鸡内金烤黄，研粉，泡开水服。一般服一两次小孩子夜尿就止。后来笔者见一些老年人肾虚而夜尿频，又见胃痞的情况，方中重用鸡内金，亦有较好的治疗效果。患者虽为25岁的青年，但现在的年轻人，多见肾气亏虚，本案患者亦是肾虚而胃痞，所以亦用之。

本患复诊时，因见病情好转大喜，我于原方把茯苓、泽泻用量减半，嘱其再服半个月以巩固治疗。

★ 痞症，胃酸，口苦

任某，男，52岁，东阳人。

胃痞胀，胃酸，口苦。服西药制酸则胃更胀，中药治疗1年余亦无效，医院检查胃糜烂。舌红苔腻。脉弦浊数。

黄连上清片6片；三七片4片；小柴胡颗粒1包；保和丸1包。每天3次。

胃酸之缘由，在于脾失健运消导无权，食郁于胃而作酸，治以通腑降逆，是以保和丸为本。观舌脉，已见明显积热，参以小柴胡和黄连上清片清解。久病入络，血脉不畅，更加三七化瘀，是以一药见功。

吴南京分析：

患者久治不效，服中药已无信心，笔者用数样中成药混合治疗，一天即胃痞、胃酸、口苦等症状得以消除。但患者觉得这是神药，亦不再来复诊，服用1个月余，觉得没有精神，疲乏异常，又来找我诊治。见患者舌象不再和原来那样红，但舌苔还厚腻，脉虽不数，但弦浊之象依旧。这是患者过服寒凉药伤了中焦阳气，反使湿邪难化，治疗当补气运中化湿。患者此时已能接受中药治疗，用如下处方。

黄芪30g	苍术30g	厚朴20g	焦三仙15g
半夏20g	茯苓30g	紫苏叶20g	黄芩30g
当归20g			

黄芪、紫苏叶补气升提，茯苓利水化湿且药性下降，再加黄芩苦寒之性，以此组合升降气机；苍术、厚朴、焦三仙、半夏、茯苓、紫苏叶等大队化湿之药以祛湿邪，要知胃糜烂不外是痰湿之邪阻于胃，日久化热生毒才会使胃发生糜烂，治疗重点在于湿，而不在于热毒。我原来用数样中成药给患者治疗，当时湿阻化热很明显，所以用了清热解毒的黄连上清片，但这仅是治标之道，而患者却因为这样的治疗省钱，不再来复诊。要知湿邪之治，用药不能过寒，过寒则伤阳气，反使湿邪更不得化。

笔记69：津液病

★体胖，胃痞

患者，女，29岁，北京人。

体胖，胃痞，无力。舌淡暗，苔稍腻，舌尖有芒刺，舌面瘀斑。面部色斑。脉沉涩浊。腰酸。

厚朴20g	苍术30g	鸡血藤50g	杜仲30g
菟丝子30g	桑叶30g	干姜15g	紫苏梗20g
生黄芪50g			

体胖之由，无不外痰脂湿邪阻滞而已。本患胃痞、无力、苔腻实为脾失健运。治疗得以运脾化湿为本，但长期的痰脂瘀阻，势必影响气血流通而郁热内生，酌加一味桑叶清透郁热就可。

吴南京分析：

肥胖是当今社会的一大难题，很多人从网络上看到山楂、决明子、荷叶等药具有消脂作用，于是自行到药店里买来服用，结果减肥效果平平，而单一味用药治疗，反而使机体失衡，减肥减得一身病。

要知痰脂水湿的运化，是五脏六腑各功能的共同作用，而不是单纯因为某药经药理学研究具有消脂作用就可治疗肥胖。如本患见无力、舌淡、脉沉，这是气阳两虚；舌面瘀斑、脉涩是有瘀阻；体胖、脉浊是有痰湿。由此可知，痰湿和瘀阻之生，在于气阳两虚，所以治疗的根本在于补气温阳，而不是消脂化痰。痰脂为有形之物，可以载阳气。为什么阳虚之人不能过用利水药，也就是因为水湿之邪是有形之邪，虽说是病邪，但在体内和其他体液一样有载阳气的作用，攻水湿太过，水湿一祛，阳气也随之而伤。

另外，患者见舌尖有芒刺，这是瘀久化热，虽见气阳两虚，但病情有化热，且患者月经刚干净数日，用药上也不宜过于温燥，而是用平药调理为上。上方服10余天后，患者电话询问换方，知体力大见好转，胃也不再痞滞不舒服。于上方加茯苓50g，桂枝20g，益母草30g，嘱患者一直服药到月经干净为止，月经期间一样服药。

患者来月经后，下瘀血甚多，待月经干净后，体重下降数斤。

《伤寒杂病论》中讲到血不利则为水，本患有明显的瘀血阻滞之症，在月经期间用通利药为治，使体内的瘀滞随月经而祛逐，这因利导势之治，实比平时要快得多。所以治疗肥胖，一定要考虑到血脉瘀滞的问题，血行通畅，瘀滞祛除，能使痰脂更快地祛除。

★眼干，口干，手足汗出

王某，女，29岁，山东人。

眼干，口干，腰酸，怕冷，面色不华，手足汗出。食寒性及冷物则腹泻，稍吃热性食物则上火。夜尿频，足跟痛，早起白痰。舌淡苔白，边有齿痕。脉沉细弱稍涩数。

补骨脂30g	菟丝子30g	杜仲30g	枸杞子30g
狗脊30g	苍术30g	陈皮20g	桑叶30g
鸡血藤30g	荆芥15g	生黄芪50g	黄芩20g

患者腰酸、怕冷、夜尿频、足跟痛、脉沉弱，全是指向肾气亏虚之本。肾为一身气化根本，肾气虚则无力升清，津液亦不得上承，可知口眼之干涩，实由肾虚无力升发造成。前医治以百合、生地黄、麦冬之属清养，反更伤阳气。口眼干之寒热辨，定要从舌脉等全身症状综合分析，如真阴亏，必见怕热、舌红、尿赤等症，本患虽见脉有数象，亦是湿郁之虚邪热。

吴南京分析：

患者吃寒则泻，吃热则上火，这是由肾气亏虚造成的。肾为元气之根，虚则根本动摇，食寒则伤阳，气机自下降而泻；食热则气机浮动而升。所以临床辨证常说的抓主证，就是要通过肾气不足这个主证为核心去通盘考虑病的相互矛盾关系，而不是指某一个特定的症状。

治疗肾虚，不是把各种补肾药机械堆积成方，而是要通过平衡五脏，使阴阳固藏于肾，才叫补肾。所以治疗上就一定要考虑到肾虚所带来的一些挟症，这些挟带症不治好，肾气很难补。如本患的治疗，食冷物则泻就要考虑到气机下陷的问题，有必要补气升清，使津液上承，不仅解决下泻的问题，同时也解决口眼干涩的问题。吃热性食物则上火，又要考虑到清肃肺气的问题，肺气清肃又可促使浮阳潜肾，以更利于补肾。但病见有湿瘀之邪，加以运中化淡和通利血脉，使气机升降有序。这样自能让肾气得补，且一身元气通流不滞。

用补骨脂、菟丝子、杜仲、狗脊、枸杞子固养肾元；黄芪、桑叶、荆芥补气升清，以承津液行，润泽口眼；桑叶、黄芩清肃肺气，使浮阳下潜；苍术、陈皮运中通气，鸡血藤通血，使气血和畅。

由此可见，治疗干燥类的疾病，不能动不动就是寒凉养阴，阳气受损，气血不畅，病患之燥必不能愈。传统中药学中的"以辛润之"，指的辛药能行能通，使气血畅行而润养燥处。

★口奇渴，服养阴药更甚

胡某，女，34岁，金华人。

口奇渴，服养阴药更渴。夜里腰痛，天寒四肢刺痛。舌淡暗，瘀斑。脉沉涩。

生黄芪60g	苍术30g	厚朴20g	狗脊30g
菟丝子30g	丹参30g	鸡血藤30g	泽泻10g
桂枝20g			

血为阴物不得自运，夜里主阴，阴重血更不得运。瘀血日久化热，热火上扰而口渴，热火又伤气。治疗得补气运血。3剂药后，口已不渴，可知口渴之症，非阴虚一端，郁结、血瘀、阳虚都可能见口渴。

吴南京分析：

患者舌淡暗、脉沉、夜里腰痛、天寒四肢刺痛是阳虚之症；舌面有瘀斑、脉沉涩，这是瘀血之症，治疗自当以补气温阳、活血化瘀为主。王清任在《医林改错》中记录了很多看似奇怪的病，多从瘀血论治，而本患瘀血症状很明显，有是证用是药，所以病愈。

口渴是一个临床症状，但引起口渴的原因很多，如湿阻，使脾不升清，津液不能上承于口而渴；肝气郁结，气机不通，亦会影响津液上承口中；如本案，阳虚血瘀，一是气阳不足无力蒸腾，二是瘀血闭阻影响津液畅行。

而阴虚之口渴，必见阴虚之症状，比如舌红绛、尿黄等阴虚症状同时并见。所以诊病时不能以某一症状就机械武断地判断疾病之因，而是要结合其他症状参详本案方中用丹参和泽泻，一是考虑瘀阻日久的化热，用两味偏凉之药以清瘀热；二是考虑到阳虚气化不利的挟湿，泽泻可以祛湿，又能引火下行，以免黄芪、桂枝等温热升浮药影响睡眠。

★口干渴，神疲无力

黄某，女，46岁，义乌人。

神疲无力，口干渴，腰背部酸胀，颈椎痛，怕冷。脉沉细弱稍数。

拟：固肾和胃，引火归元。

生黄芪50g	苍术30g	陈皮20g	葛根30g
鸡血藤50g	威灵仙20g	菟丝子30g	杜仲30g
狗脊30g	麦冬20g	巴戟天20g	天花粉30g

患者虽见口渴，但一派气阳不足之象，可知口渴是气阳不足、津不上承造成。气阳不足之人，气血必不畅行，舌、脉上虽无明显瘀阻，但颈椎痛已见，所以治疗重用通络化瘀，使补更得力。前医治以沙参、麦冬等一派清阳之品，阳气下陷，清气更不得升，所以辨证必分因果。

吴南京分析：

脾主升清，肾主气化。口中之津液，得有脾肾之精气上承为根本。患者口干渴，喝水后还是一样的口渴不止，夜中更加严重，夜里阴气重，阳虚之人遇上阴气重时，津液更不能上承；另外，上浮之虚火也灼伤上焦之阴，故而多喝而渴不解。

治疗得清滋上焦以顺气降逆，调和中焦以通气机之道路，固养下元使气有根。

要使上浮之火降潜于肾，固肾养精的药和清降药应相合而用。前有"交泰丸"用黄连清上，肉桂温下，使上热得以清降，下阳得以温煦，这仅是给我们提供一个思路而已。如见有瘀阻使气机不能下降，治疗当用丹参、赤芍、牡丹皮、益母草、郁金等辛凉通血之药，使清之降之；见有湿阻则加生茯苓、泽泻等药，使湿祛，且通过药的下利沉降之性，使阳气下潜；如见阳气过于亢奋，则用地龙、泽泻、大黄、牛膝等药；如见肝火内动则用金石重镇以镇潜阳气下降。

但潜阳要考虑到用温阳药，以引阳下行，同时还要考虑到阴阳互根互用，单纯用温阳药，阳气自无阴以依附，难以取效。所以潜阳一法，还要考虑到阴精的问题，只有阴精足，阳气才有依附之处。这自不是交泰丸所能治疗。但学习方剂学，不是学什么方治什么病，而是学一个思路和方法，通过前人药方的用药，从深层次去理解用药治病之原理，组方之原理，这才是学习方剂学的精神。

本患之治，就是取交泰丸之意，而不泥其方。因此患者药后当天就见显效，但总因体虚难复，先后治疗近2个月才取得巩固的疗效。

★水肿数年，累则加重

吴某，女，51岁，东阳人。

水肿数年，医院检查无器质性病变。后服西药呋塞米，肢体无力，再服中药利水，病情日重。累则浮肿加剧，面暗，惊悸。脉沉涩弦。舌淡暗多津。

菟丝子30g	覆盆子30g	巴戟天30g	桂枝15g
生黄芪100g	苍术30g	茯苓50g	泽泻20g

益母草30g

本患因过服西药利尿，使本就亏虚之肾气更加亏损，病情严重，还得以大补元气以运水湿。气足则水运，如再强行利水，大戟、商陆之属一用，更损元气，病更不起。因此大剂补药之中，参以茯苓、泽泻缓通。

吴南京分析：

体能载气，即使体内的水湿之邪水，一样能载气，所以利水的同时，元气也一样在耗伤。因此，在利水之时一定要考虑到气阳的耗损，同时还要考虑到合邪的问题。比如有外寒，则用桂枝之散寒和利尿药合用（如五苓散），阳虚则用附子等热药和利尿药合用（如真武汤）。本患见气阳两虚，所以用大剂黄芪和巴戟天合用以补气扶阳。因考虑气阳两虚之人，易受外寒，加桂枝以散寒温经，伍以黄芪、巴戟天，又能促进温补之力。气阳足，才能气化，水湿才能运开，水肿才能消除。

肾为阳气之要，补气温阳的同时，一定要固养肾气，于是加用菟丝子、覆盆子以固肾气。

血不利则为水，水不利亦一样会影响气血的运化，加一味益母草以疏通血脉，促进利水之功。患者见惊悸，这是水气扰心之故，只要使水气得到运化祛除，惊悸自止，切不可见惊悸就用重镇之药以镇心。如用重镇，阳气不升，水湿更不得运化，惊悸永不得愈。

治疗水湿之病，一定要考虑到气机的升降。单纯用降药利尿，反不利湿浊的祛除，而在利药下降的同时，要考虑到气机的升发。本患就是用黄芪、巴戟天、桂枝升清；茯苓、泽泻、益母草利水下降。

★面暗，浮肿

吴某，女，48岁，金华人。

体胖，面暗，浮肿，午后及夜里下肢浮肿加重，神疲无力。脉沉涩浊稍数。舌淡苔腻。

生黄芪80g	苍术20g	厚朴20g	茯苓50g

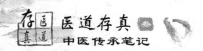

泽泻20g　　　　菟丝子30g　　　　狗脊30g　　　　桂枝20g

益母草30g　　　鸡血藤30g

午后及夜里主阴，阴重则阳弱不升，见患者神疲无力、脉沉、舌淡，气阳不足之症全，治以补气升阳，使清阳得升而阴寒之湿自降。更合茯苓、泽泻之利水下行之药，使气机升降有序，气机自利。血水同源，水不利则血滞，并加用益母草、鸡血藤行血助气化。

吴南京分析：

升清才能降浊，因为肺为水之上源，阳气升发，肺有气阳可用才能宣肃，水道才能调节。

本案见气阳两虚无力升清，治疗当以补补温阳促进气机升发，再加渗利药以使气机升降。但因患者以升不足，所以用药的比例以升发为主。黄芪、桂枝升清，茯苓、泽泻降浊。这升清和降浊是一对相辅相成的组合，升清是为了祛湿，湿祛又能通阳气。

患者服药数天，精神大振，浮肿已退。因变天受寒，加紫苏叶30g散寒。经过近2个月的治疗，患者体重下降十余斤，面上的暗斑退大半。

治疗水肿，切忌过用利水药。因利水必伤气伤阳，在利水的同时一定要考虑气阳的问题，在补气温阳的前提下进行消水才不至于损正气。如想取近功，动不动就是牵牛子、大戟等药来治水肿，水自会很快消退，但元气亦随之而损，这是得不偿失的事。

★糖尿病

应某，女，60岁，永康人。

高血压，膝关节肿痛，活动不畅。面暗色斑。脉沉细弱稍涩浊。夜尿频，便溏。

拟：补气固肾，养血通络。

川续断30g　　　狗脊30g　　　　鸡血藤50g　　　补骨脂30g

菟丝子30g　　　　生黄芪80g　　　　苍术30g　　　　陈皮20g

威灵仙20g

从患者见脉沉细弱、夜尿频、便溏等症，再加患者已是年过花甲的老人，可知肾气亏虚是病之根本。肾气亏虚脾必为之失运，从而湿邪阻络。所以治疗糖尿病不能被西医一个病名所局限，从《金匮要略》肾气丸中可知消渴实是肾虚为本。后刘完素的《三消论》出，使后世拘于火热，而淡于肾虚。

吴南京分析：

高血糖，不是人体内的糖太多，而是糖代谢不掉为病，所以很多高血糖的患者，一边是见血糖高，但人稍一活动就晕的无糖可用。人的生命活动要消耗大量的糖，现在治疗上叫患者不要吃糖，亦不要吃含糖的食物，那么米饭中的糖怎么办？所以治疗糖尿病，适当控制糖的摄入也有必要，但主要还是要考虑到糖的运化问题。

糖为浊邪，性黏滞，治疗重在燥湿运化，而不能偏于寒凉。刘完素的火热论治，是针对湿浊之邪闭阻化热的问题，而没有从根本上考虑湿浊之邪的产生问题。也就是说，肾气丸讲的是病本的问题，而火热论讲的是病标的问题。理论上是不相悖的，而是相互补充的。

本案虚寒瘀阻很明显，所以治疗上没有用到清热药，虽有高血压，但这血压高是因为湿浊引起的血液黏稠造成的，所以重点在于化湿浊、通血脉。药用苍术、陈皮、威灵仙燥湿，用大剂黄芪、鸡血藤补气运血，使血脉畅行，血压自降。

患者湿瘀互结明显，治疗过程中一定要时时观察化热的问题，如一见有热象出现，就马上加黄芩、益母草等药以清透郁热。

—— 相关阅读 ——

《医道求真第一辑——临床心得笔记》，吴南京著，定价29.50元

钝学累功，不妨精熟。勤求古训，必有所成。然，学古不必泥古。

翻阅本书，从中可见很多古今医家的身影，足见作者既善学众贤所长，又善于思考自成体系的风格。

本书全景式展现了作者多年临证心得所悟，对常见病、多发病及一些疑难病的具体辨证思路和独到见解。内容涉及内、外、妇、儿、骨伤科等各科病症，内容广博，杂而不乱。

全书内容原创，写作质朴，真实可参，实为精研临证的上佳读本，值得推荐。

《医道求真第二辑——用药心得笔记》，吴南京著，定价29.50元

本书是作者从医多年来的中药应用体悟。取材众多，有些来于传统中药学，有些来自民间治验精华，有些来自日常生活实践。在中药分类方面也另辟蹊径，以对身体气机的升、降、浮、沉为纲，结合中医治法的临证思将将中药重新做了系统分类，如把开窍药归于通气类药等。这些内容颇有新意，可启发广大读者的遣方用药思维。

要特别指出的是，作者强调要把中药处方视作临床思路——临床治病不可泥方，必得随证而变。书中所录不少自拟方，可窥其"通利三焦，平衡五脏，疏调气血"的临证思想。看似平常，俯首可得，实为作者多年方药应用之精华，真知灼见。

全书内容原创，写作质朴，真实可参，实为研习中药应用的上佳读本，值得推荐。

《医道求真第三辑——中医学习笔记》，吴南京著，定价29.50元

本书内容从时空上跨度较大，有些为作者数年前与同行及病患间的谈医论道，有些为作者近年来研习中医学之心得，这些感悟是多角度、多方位的。

特别是书末的100个病案，均选自作者近年收治的真实病案。每案均附有简明病案分析、思路精讲，尽得画龙点睛之妙，从中也可窥得中医治学之不易。

全书内容原创，写作质朴，真实可参，实为研习中医治学的上佳读本，值得推荐。

《医道求真第四辑——临床医案笔记》，吴南京著，定价29.50元

本书收录了作者大量真实病案，从病因角度入手，条分缕析理法方药之道。尤其在疾病众多症状的相互联系及方药应用方面，更是论述通透、犀利。全书内容丰富而细腻，通读后，令人对症状繁杂的疑难重病辨证分析有一个较为全面的认识和理解。

另外，本书还收录了作者部分早年收治病案，辨证治病之风格略有不同，从而可见一个中医师的成长历程，弥足珍贵。

全书内容原创，写作质朴，真实可参，实为精研病案的上佳读本，值得推荐。

全 国 各 大 书 店 、 网 上 书 店 均 有 销 售